G. Poojitha Reddy
Savita S

Nanotechnologie - Une nouvelle ère en parodontologie

G. Poojitha Reddy
Savita S

Nanotechnologie - Une nouvelle ère en parodontologie

ScienciaScripts

Imprint

Any brand names and product names mentioned in this book are subject to trademark, brand or patent protection and are trademarks or registered trademarks of their respective holders. The use of brand names, product names, common names, trade names, product descriptions etc. even without a particular marking in this work is in no way to be construed to mean that such names may be regarded as unrestricted in respect of trademark and brand protection legislation and could thus be used by anyone.

Cover image: www.ingimage.com

This book is a translation from the original published under ISBN 978-620-4-73141-4.

Publisher:
Sciencia Scripts
is a trademark of
Dodo Books Indian Ocean Ltd. and OmniScriptum S.R.L Publishing group
Str. Armeneasca 28/1, office 1, Chisinau MD-2012, Republic of Moldova, Europe
Printed at: see last page
ISBN: 978-620-5-39503-5

Contenu

Le Dr. G. Poojitha Reddy est diplômée du KVG Dental College and Hospital, Sullia, Dakshina Kannada District, Karnataka, Inde et a obtenu une maîtrise dans la spécialité de parodontologie et d'implantologie du Rajarajeswari Dental College and Hospital, Bangalore, Inde. Elle a présenté des affiches et des articles dans diverses conférences nationales et internationales, qui ont été reconnues et récompensées. Elle a reçu de nombreux prix dans le cadre de diverses activités extrascolaires. Elle est activement impliquée dans de nombreux projets de recherche en parodontologie, et a de nombreuses publications à son actif dans diverses revues nationales et internationales indexées.

Le Dr. Savita. S. MDS, MFDS, RCPS (Glasg) Professeur et chef du département de parodontologie au Rajarajeswari Dental College and Hospital, Bangalore, Inde. Elle est diplômée du Bapuji Dental College and Hospital, Davangere, Karnataka, Inde. Elle a de nombreuses publications à son actif dans diverses revues nationales et internationales indexées et a présenté des articles dans des conférences nationales et présidé de nombreuses sessions dans des conférences nationales et internationales. Elle participe activement à l'enseignement post-universitaire, à l'enseignement du doctorat et à de nombreux projets de recherche.

ACCUSÉ DE RÉCEPTION

Je, Dr. **G. POOJITHA REDDY**, *suis très reconnaissant à mes parents* **MR. G. RAMA MOHAN REDDY, MRS. G. MADHAVI REDDY,** *ma sœur* **MS. G. PADMA REDDY** *pour leur soutien et leurs encouragements constants dans la rédaction de ce livre électronique. Je souhaite remercier et exprimer ma gratitude à* **DR. SAVITA. S**, *pour ses conseils constants, sa supervision érudite et ses encouragements dans la rédaction de ce livre électronique. Nous sommes très reconnaissants à Lambert Academic Publishing de nous avoir donné l'occasion de diffuser ces connaissances à tous les étudiants, étudiants en médecine dentaire, praticiens dentaires et universitaires sous la forme d'un livre électronique.*

Nous sommes très reconnaissants envers les différentes sources qui sont utilisées comme information pour combler les lacunes dans la connaissance comme mentionné à différents endroits sans reconnaître nos responsabilités envers la société et la science qui ne seront pas complétées, donc nous devrions apprendre et partager la connaissance de tout le monde et de toutes les ressources.

DR. G. POOJITHA REDDY

DR. SAVITA. S

INTRODUCTION

La nouvelle tendance de la nanotechnologie, où l'âge de survie de la population augmente, les scientifiques cherchent maintenant des options pour construire des substituts biologiques à l'aide de l'ingénierie tissulaire et de la médecine régénérative. Nous sommes passés à un nouveau concept et à une nouvelle approche de la construction à partir d'éléments de plus en plus grands, appelés nanotechnologies. L'idée de la nanotechnologie est d'utiliser des atomes et des molécules individuels pour construire des structures fonctionnelles dans divers domaines, notamment les soins de santé, l'ingénierie et la dentisterie.[1]

Nano est dérivé du mot grec "ναυος" qui signifie nain, par définition un nanomètre (10^{-9}) ou "un milliardième de mètre". Les nanotechnologies nous aident à mieux comprendre la structure moléculaire et les propriétés des matériaux.[2]

L'ère des nanotechnologies est devenue la plus grande invention dans le domaine de la science et de la technologie. Les nanotechnologies naissantes ont d'énormes applications dans le domaine de la santé, ce qui a conduit à l'évolution de la nanomédecine et de la nanodentisterie. La nanorobotique dentaire est l'application la plus attendue et la plus ambitieuse de la nanodentisterie.

Une définition largement utilisée des nanotechnologies est la suivante : "La création et l'utilisation de matériaux, de dispositifs et de systèmes par le contrôle de la matière à l'échelle nanométrique (1-100 nm), c'est-à-dire au niveau des atomes, des molécules et des structures supramoléculaires." L'initiative nationale pour les nanotechnologies l'a décrite comme "une technologie qui exploite des phénomènes spécifiques et la manipulation directe de matériaux à l'échelle nanométrique." Cependant, la nanotechnologie est bien plus que l'étude des petites choses ; c'est l'exploration et l'avancement des matériaux, des dispositifs et des systèmes présentant des propriétés physiques, chimiques et biologiques qui divergent de celles que l'on trouve à plus grande échelle. Elle a accru l'espoir d'une meilleure prestation de soins de santé bucco-dentaire et d'une maintenance continue grâce à la recherche permanente en matière de diagnostic, de traitement et de prévention des maladies bucco-dentaires.[3]

Les nouveaux matériaux dont la microstructure peut être conçue pour contenir des caractéristiques de dimensions nanométriques sont devenus très populaires au cours des deux dernières décennies. Ces matériaux "nanostructurés" peuvent présenter des propriétés mécaniques, électriques, magnétiques et optiques améliorées par rapport à leurs homologues conventionnels à l'échelle du micron ou plus.

Les matériaux nanostructurés (NS) contiennent une grande fraction volumique (plus de 50 %) de défauts tels que les joints de grains, les joints d'interphase et les dislocations, ce qui influence fortement leurs propriétés chimiques et physiques. La synthèse et le contrôle des matériaux dans des dimensions nanométriques peuvent donner accès à de nouveaux niveaux de propriétés des matériaux et de caractéristiques des dispositifs qui étaient auparavant inaccessibles, et les travaux se développent rapidement dans le monde entier pour tenter d'exploiter les possibilités offertes par la nanostructuration. Les termes avec le préfixe "nano" - nanostructuré, nanocristallin et nanophase - ont souvent été utilisés de manière interchangeable pour décrire des matériaux de dimensions nanométriques.

Les nanocristaux peuvent être définis comme une sous-catégorie plus spécifique de matériaux NS caractérisée par des grains de taille nanométrique sans la présence de grains de taille conventionnelle ou d'une phase amorphe intergranulaire. L'impact considérable sur la communauté biomédicale des propriétés uniques offertes par les matériaux NS a stimulé une recherche intense pour évaluer la possibilité de les utiliser dans la conception d'implants orthopédiques et dentaires.[4]

L'intérêt croissant pour les nanotechnologies conduit à l'émergence d'un nouveau domaine, la nanomédecine, qui comprend la nanodentisterie, la science et la technologie du diagnostic, du traitement et de la prévention des maladies et des traumatismes, du soulagement de la douleur, de la préservation et de l'amélioration de la santé humaine à l'aide de matériaux structurés à l'échelle nanométrique, la biotechnologie et le génie génétique et, à terme, les systèmes complexes de machines moléculaires et les nanorobots.[5]

Il s'agit d'un domaine hautement multidisciplinaire, qui fait appel à des domaines tels que la physique appliquée, la science des matériaux, la science des interfaces et des colloïdes, la physique des dispositifs, la chimie supramoléculaire, les machines autoreproductibles et la robotique, le génie chimique, le génie mécanique, le génie biologique et le génie électrique.[6]

Les nanotechnologies sont constituées de trois technologies moléculaires qui se chevauchent et deviennent de plus en plus puissantes :

1. Matériaux et dispositifs structurés à l'échelle nanométrique pouvant être fabriqués pour le diagnostic avancé et les biocapteurs, l'administration ciblée de médicaments et les médicaments intelligents.

2. Médecine moléculaire via la génomique, la protéomique, la biobotique artificielle (robots microbiens).

3. Les systèmes de machines moléculaires et les nanorobots médicaux permettent le diagnostic et l'extermination instantanés des agents pathogènes ainsi que l'augmentation et l'amélioration efficaces des fonctions physiologiques naturelles.[4]

CHAPITRE 1

HISTOIRE

Le concept de "nanomètre" a été proposé pour la première fois par Richard Zsigmondy, lauréat du prix Nobel de chimie en 1925. Il a inventé le terme "nanomètre" explicitement pour caractériser la taille des particules et il a été le premier à mesurer la taille de particules telles que les colloïdes d'or à l'aide d'un microscope. Le terme "nanotechnologie" a été introduit pour la première fois en 1964 par Norio Taniguchi (Université de Tokyo) pour désigner la capacité de concevoir des matériaux avec précision à l'échelle du nanomètre. La nanotechnologie moderne est le fruit du travail de Richard Feynman (père de la nanotechnologie moderne), lauréat du prix Nobel de physique en 1965. Lors de la réunion de l'American Physical Society à Caltech en 1959, il a présenté une conférence intitulée "There's Plenty of Room at the Bottom", dans laquelle il a introduit le concept de manipulation de la matière au niveau atomique. Feynman proposait d'utiliser des machines-outils pour fabriquer des machines-outils plus petites, qui à leur tour seraient utilisées pour fabriquer des machines-outils encore plus petites, et ainsi de suite jusqu'au niveau moléculaire. Il a suggéré que ces nanomachines, nanorobots et nanodispositifs pourraient finalement être utilisés pour développer une large gamme d'instruments microscopiques et d'outils de fabrication d'une précision atomique. Selon Feynman, ces outils pourraient être utilisés pour produire de grandes quantités d'ordinateurs ultra-compacts et divers robots à l'échelle micro et nanométrique. Cette idée novatrice a mis en évidence de nouvelles façons de penser et les hypothèses de Feynman se sont depuis révélées exactes.[7,8]

Les nanotechnologies et les nanosciences ont pris leur essor au début des années 1980 grâce à deux développements majeurs, la naissance de la science des clusters et l'invention du microscope à effet tunnel (STM). Cette évolution a conduit à la découverte des fullerènes en 1985 et à l'attribution structurelle des nanotubes de carbone quelques années plus tard. Un autre développement a consisté à étudier la synthèse et les propriétés des nanocristaux de semi-conducteurs. Cela a conduit à une augmentation rapide du nombre de nanoparticules semi-conductrices et de points quantiques.

Près de 15 ans après la conférence de Feynman, un scientifique japonais, Norio Taniguchi, a été le premier à utiliser le terme "nanotechnologie" pour décrire des processus de fabrication de semi-conducteurs de l'ordre du nanomètre. Selon lui, la nanotechnologie consistait à traiter, séparer, consolider et déformer des matériaux par un atome ou une molécule. L'âge d'or des nanotechnologies a commencé dans les années 1980, lorsque Kroto, Smalley et Curl ont découvert les fullerènes et qu'Eric Drexler du Massachusetts Institute of Technology (MIT) a utilisé les idées de Feynman, "There is Plenty of Room at the Bottom", et le terme "nanotechnologie" de Taniguchi dans son livre de 1986 intitulé "Engines of Creation : The Coming Era of Nanotechnology". Drexler a proposé l'idée d'un "assembleur" à l'échelle nanométrique qui serait capable de construire une copie de lui-même et d'autres éléments d'une complexité arbitraire. La vision de la nanotechnologie de Drexler est souvent appelée "nanotechnologie moléculaire". La science des nanotechnologies a encore progressé lorsque Iijima, un autre scientifique japonais, a développé les nanotubes de carbone.[7]

Au début des années 1990, Huffman et Kractschmer ont découvert comment synthétiser et purifier de grandes quantités de fullerènes. En 1992, le Dr T. Ebbensen a découvert les nanotubes de carbone. En utilisant les mêmes outils ou des outils similaires à ceux de Huffman et Kratschmen, des centaines de chercheurs ont continué à développer le domaine de la nanotechnologie basée sur les nanotubes.[10]

Les premières observations et mesures de la taille des nanoparticules ont été réalisées au cours de la première décennie du 20e siècle ([th]). Elles sont le plus souvent irradiées. C'est Zsigmondy qui a étudié en détail les sols d'or et d'autres nanomatériaux d'une taille inférieure ou égale à 10 nm. Il a utilisé un ultra-microscope qui emploie la méthode du champ sombre pour voir les particules dont la taille est bien inférieure à la longueur d'onde de la lumière. Zsigmondy a été le premier à utiliser explicitement le nanomètre pour caractériser la taille des particules. Il l'a déterminé comme étant égal à 1/1 000 000 de millimètre. Il a développé un premier système de classification basé sur la taille dans la gamme des nanomètres.[10]

Le début du XXIe siècle a vu un intérêt accru pour les domaines émergents des nanosciences et des nanotechnologies. Aux États-Unis, la stature de Feynman et son concept de manipulation de la matière au niveau atomique ont joué un rôle important dans la définition des priorités scientifiques nationales. Le président Bill Clinton a plaidé pour le financement de la recherche dans cette technologie émergente lors d'un discours prononcé à Caltech le 21 janvier 2000. Trois ans plus tard, le président George W. Bush a signé la loi sur la recherche et le développement des nanotechnologies au 21e siècle. Cette loi faisait de la recherche sur les nanotechnologies une priorité nationale et créait l'Initiative technologique nationale (NNI). Aujourd'hui, la NNI est gérée dans un cadre au sommet duquel se trouve le Conseil national de la science et de la technologie (NSTC) et son comité de la technologie. Le sous-comité du comité sur la science, l'ingénierie et la technologie à l'échelle nanométrique (NSET) est responsable de la planification, de la budgétisation, de la mise en œuvre et de l'examen de la NNI. Il est composé de représentants de 20 départements américains et d'agences et commissions indépendantes.[7]

Les nanotechnologies et la science des nanomatériaux peuvent apporter des avantages dans de nombreux domaines tels que la synthèse de nouveaux matériaux aux propriétés avancées, les technologies de production, les technologies de l'information et l'électronique, l'écologie et la conservation de l'énergie, les nanosystèmes, les appareils médicaux, les transports, l'économie, etc.[11]

<u>**HISTOIRE DES NANOTECHNOLOGIES EN DENTISTERIE**</u>

La nanotechnologie a fait son entrée dans le domaine dentaire avec les progrès réalisés dans les sciences des matériaux, principalement les composites et les agents de liaison. La nanodentisterie rendra possible le maintien d'une santé bucco-dentaire globale grâce à l'utilisation de nanomatériaux, de la biotechnologie, y compris l'ingénierie tissulaire, et finalement de la nanorobotique dentaire. Lorsque les premiers nanorobots dentaires de l'ordre du micron pourront être construits d'ici 10 à 20 ans, ces dispositifs permettront une analgésie orale contrôlée avec précision, une thérapie de remplacement de la dentition utilisant des dents de remplacement entières biologiquement autologues fabriquées au cours d'une seule visite au cabinet, et une dentisterie restauratrice rapide et précise à l'échelle nanométrique. Parmi les nouvelles possibilités de traitement, citons la renaturalisation de la dentition, la guérison de l'hypersensibilité permanente, les réalignements orthodontiques complets au cours d'une seule visite au cabinet et l'entretien continu de la santé bucco-dentaire grâce à des dentifrobots mécaniques.[5]

CHAPITRE 2

LES GÉNÉRATIONS DE NANOTECHNOLOGIES [3]

Générations de produits et de processus de production nanotechnologiques, et intervalle correspondant pour le début des prototypes commerciaux.[12]

TABLEAU 1 : Générations de nanotechnologies

First generation (From 2000)	Second generation (From 2005)	Third generation (From 2010)	Fourth generation (From 2015/20)
Passive (steady function nanostructures)	Active (evolving function nanostructures)	Integrated nanosystems	Heterogenous nanosystems
E.g., Nanostructured coatings invasive; noninvasive diagnostics for rapid patient monitoring	E.g. Reactive nanostructured materials and sensors; targeted cancer therapies	E.g. Artificial organs built from nanoscales; evolutionary biosystems	E.g. Nanoscale genetic therapies; molecules intended to self-assemble themselves

TABLEAU 2 : Les étapes de la nanotechnologie

Stage	Generation	Main characteristics
Nano 1 *Component* *basics*	**G1:** **Passive nanostructures** (~2000–2005)	The nanostructures have stable behavior during their use. They typically are used to tailor macroscale properties and functions a) Dispersed nanostructures, such as aerosols, colloids, and quantum dots on surfaces b) Contact nanostructures, such as in nanocomposites, metals, polymers, ceramics, and coatings
	G2: **Active nanostructures** (~2005–2010)	The nanostructures change their composition and/or behavior during their use. They typically are integrated into microscale devices and systems and used for their biological, mechanical, electronic, magnetic, photonic, and other effects a) Bioactive with health effects, such as targeted drugs, biodevices, and artificial muscles b) Physico-chemical active, such as amplifiers, actuators, adaptive structures, and 3-D transistors
Nano 2 *System* *integration*	**G3:** **System of nanosystems** (~2010–2015)	Three-dimensional nanosystems frequently incorporated into other systems and using various syntheses and assembling techniques such as bio-assembling, robotics with emerging behavior, and evolutionary approaches. A key challenge is networking at the nanoscale and hierarchical architectures. Research focus will shift toward heterogeneous nanostructures and supramolecular system engineering. This includes directed multiscale self-assembling, artificial tissues and sensorial systems, quantum interactions within nanoscale systems, processing of information using photons or electron spin, and assemblies of nanoscale electromechanical systems (NEMS)

Stage	Generation	Main characteristics
	G4: **Molecular nanosystems** (~2015–2020)	Heterogeneous molecular nanosystems, where each molecule in the nanosystem has a specific structure and plays a different role. Molecules will be used as devices and from their engineered structures and architectures will emerge fundamentally new functions. Designing new atomic and molecular assemblies is expected to increase in importance, including macromolecules "by design", nanoscale machines, and directed and multiscale self-assembling, exploiting quantum control, nanosystem biology for healthcare, and human–machine interface at the tissue and nervous system level. Research will include topics such as atomic manipulation for design of molecules and supramolecular systems, controlled interaction between light and matter with relevance to energy conversion among others, exploiting quantum control mechanical–chemical molecular processes, nanosystem biology for healthcare and agricultural systems, and human–machine interface at the tissue and nervous system level
Nano 3 *Technology* *divergence*	**G5: NBIC integrated** **technology platforms** (~2020–2025)	Converging technology platforms from the nanoscale based on new nanosystem architectures at confluence with other foundational emerging technologies. This includes converging foundational technologies (nano-bio-info-cogno) platforms integrated from the nanoscale
	G6: **Nanosystem convergence** **networks** (~2025–2030)	Distributed and interconnected nanosystem networks, across domains and interacting at various levels (foundational, topical, application, products/service), for health, production, infrastructure, and services. This includes networks of foundational technologies (nano-bio-info-cogno) platforms and their spin-offs including for emerging nano-biosystems

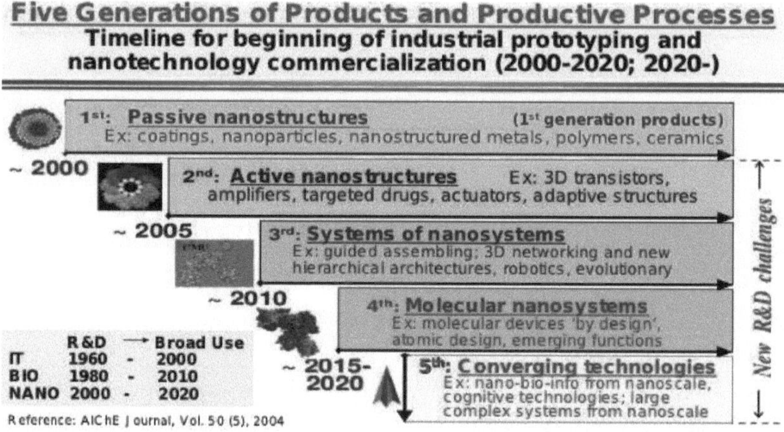

Mihail (Mike) Roco, de la National Nanotechnology Initiative américaine, a décrit quatre générations de développement des nanotechnologies.

1)   L'ère actuelle, telle que la décrit Roco, est celle des nanostructures passives, des matériaux conçus pour accomplir une seule tâche.

2)   La deuxième phase, dans laquelle nous entrons à peine, introduit des nanostructures actives et multitâches, par exemple des dispositifs d'administration de médicaments et des capteurs.

3)   La troisième génération devrait commencer à apparaître vers 2010 et comportera des nanosystèmes avec des milliers de composants en interaction.

4)   Quelques années plus tard, les premiers nanosystèmes intégrés, fonctionnant (selon Roco) un peu comme une cellule de mammifère avec des systèmes hiérarchiques dans les systèmes, devraient être développés.[13]

<u>TERMINILOGIES</u>

- **Nano : "Nano"**, préfixe grec, signifie "milliardième". Un milliardième de mètre est l'unité de mesure dans le domaine des nanotechnologies.

FIGURE 2 : Comparaison des tailles avec les nanotechnologies

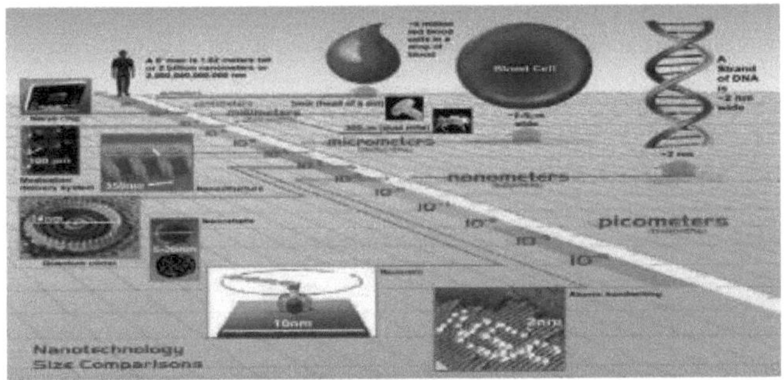

- **À l'échelle nanométrique :** Plage de 1 à 100 nanomètres.

- **nm :** Abréviation de nanomètre

- **Les nanotechnologies : Il s'agit d'un** domaine des sciences appliquées et de la technologie couvrant un large éventail de sujets. La nanotechnologie est le contrôle de la matière à une échelle inférieure à 100 nanomètres ainsi que la fabrication de dispositifs à cette même échelle de longueur.

- **Nanorobots :** Objet fabriqué artificiellement, capable de se diffuser librement dans le corps humain et d'interagir par lui-même avec une cellule spécifique au niveau moléculaire.

- **NEMS - Systèmes nanoélectromécaniques :** Un terme générique pour décrire les dispositifs électriques/mécaniques à l'échelle nanométrique.

- **De bas en haut :** Construire des objets plus grands à partir de blocs de construction plus petits. Les nanotechnologies cherchent à utiliser des atomes et des molécules comme éléments de base. L'avantage de la conception ascendante est que les liens covalents qui unissent une seule molécule sont beaucoup plus solides.

- **Moulage de haut en bas :** Sculpter et fabriquer de petits matériaux et composants en utilisant des objets plus grands tels que nos mains, nos outils et le laser respectivement. Opposé à l'approche ascendante.

- **Biomimétique :** imiter, copier ou apprendre de la nature. Les nanotechnologies existent déjà dans la nature ; les nanoscientifiques disposent donc d'une grande variété de composants et d'astuces déjà disponibles.

- **Machine à réparer les cellules :** Machines moléculaires et nanométriques dotées de capteurs, de nano-ordinateurs et d'outils, programmées pour détecter et réparer les dommages causés aux cellules et aux tissus, qui pourraient même, si nécessaire, faire rapport à un médecin humain et recevoir des instructions de sa part.

- **Microscope à force atomique (AFM) :** Un instrument capable d'imager des surfaces avec une précision moléculaire en sondant mécaniquement leurs contours. Il s'agit d'un dispositif dans lequel la déflexion d'un stylet pointu monté sur un ressort souple est suivie de la montée et de la descente de la surface par incréments mesurés, le résultat étant une carte topographique à résolution atomique de la surface. Également appelé microscope à force de balayage.

- **Médecine moléculaire :** L'étude des molécules en relation avec la santé et la maladie, et la manipulation de ces molécules pour améliorer le diagnostic, la prévention et le traitement des maladies.

- **Nanotechnologie moléculaire (MNT) :** Contrôle approfondi et peu coûteux de la structure de la matière, fondé sur le contrôle moléculaire des produits et sous-produits ; produits et procédés de fabrication moléculaire, y compris les machines moléculaires.

- **Nano-ordinateur :** Un ordinateur fabriqué à partir de composants (mécaniques, électroniques) construits à l'échelle du nanomètre. Ces ordinateurs pourraient être plusieurs ordres de grandeur plus rapides que ceux d'aujourd'hui, ce qui permet de faire des bonds proportionnels.

- **Nanopharmaceutiques :** Particules à l'échelle nanométrique utilisées pour moduler le transport de médicaments pour des applications d'absorption et d'administration de médicaments.

- **Quantique :** Décrit un système de particules en termes de fonction d'onde définie sur la configuration des particules ayant des emplacements distincts est implicite dans la fonction d'énergie potentielle qui détermine la fonction d'onde, la dynamique observable du mouvement de ces particules de point à point. Pour décrire les énergies, les distributions et les comportements des électrons dans les structures à l'échelle nanométrique, il est nécessaire d'utiliser des méthodes de mécanique quantique.

- **Nanotechnologie humide :** L'étude des systèmes biologiques qui existent principalement dans un environnement fluide. Les structures fonctionnelles à l'échelle nanométrique qui nous intéressent ici sont les matériaux génétiques, les membranes, les enzymes et autres composants cellulaires. Le succès de cette nanotechnologie est amplement démontré par l'existence d'organismes vivants dont la forme, la fonction et l'évolution sont régies par les interactions de structures à l'échelle nanométrique.

- **Nanotechnologie sèche :** Elle découle de la science des surfaces et de la chimie physique et se concentre sur la fabrication de structures en carbone (par exemple, les fullerènes et les nanotubes), en silicium et dans d'autres matériaux inorganiques. Contrairement à la technologie humide, les techniques sèches admettent l'utilisation de métaux et de semi-conducteurs. Les électrons de conduction actifs de ces matériaux les rendent trop réactifs pour fonctionner dans un environnement humide, mais ces mêmes électrons fournissent les propriétés physiques qui rendent les nanostructures sèches prometteuses comme dispositifs électroniques, magnétiques et optiques. Un autre objectif est de développer des structures sèches qui possèdent certains des attributs de l'auto-assemblage que présentent les structures humides.

- **MEMS (systèmes micro-électro-mécaniques)** : Terme générique pour décrire les dispositifs électriques/mécaniques à l'échelle du micron.

- **Les nano-puces** : Nous approchons des limites de la technologie standard des micropuces ; d'où la "nano-puce", une nouvelle micropuce plus petite. Il s'agit également d'un dispositif de stockage de masse de nouvelle génération, d'une densité nettement supérieure, d'une plus grande vitesse et d'un coût beaucoup plus faible.

- **Nano-ordinateur** : Un ordinateur fabriqué à partir de composants (mécaniques, électroniques) construits à l'échelle du nanomètre. Ces ordinateurs pourraient être plus rapides de plusieurs ordres de grandeur que ceux d'aujourd'hui, ce qui permettrait aux logiciels de faire des bonds proportionnels.

- **Nanomachine** : Une machine moléculaire artificielle du type de celle fabriquée par la fabrication moléculaire.

- **Nanopharmaceutiques** : Particules à l'échelle nanométrique utilisées pour moduler le transport de médicaments pour des applications d'absorption et d'administration de médicaments.

- **Les nanocapteurs** : Capteurs à l'échelle nanométrique.

- **Nanotechnologie POSS : Nanotechnologie des silsequioxanes oligomères polyédriques.** Les nanomatériaux POSS sont intéressants pour les applications de fusées de lancement de missiles et de satellites car ils offrent une protection efficace contre les collisions avec les débris spatiaux et les environnements thermiques extrêmes de l'espace lointain et de la rentrée atmosphérique. Une autre application de la nanotechnologie POSS en cours de développement est un nouveau lubrifiant haute température. Ce nouveau nanolubrifiant est efficace à des températures allant jusqu'à 500F, soit 100F de plus que les lubrifiants conventionnels.

- **Points quantiques** : cristaux semi-conducteurs de taille nanométrique, ou électrons confinés électrostatiquement. Quelque chose (généralement un îlot semi-conducteur) capable de confiner un seul électron, ou quelques-uns, et dans lequel les électrons occupent des états d'énergie discrets comme ils le feraient dans un atome (les points quantiques ont été appelés "atomes artificiels").

- **Matériaux intelligents : Il s'agit de** matériaux et de produits capables d'un comportement relativement complexe grâce à l'incorporation de nano-ordinateurs et de nanomachines. Également utilisé pour les produits ayant une certaine capacité à réagir à l'environnement.[5]

CHAPITRE 3

QUE SONT LES NANOPARTICULES ?

Un nanomètre est un milliardième de mètre, soit environ 1/80000 du diamètre d'un cheveu humain. Les nanoparticules ont généralement une taille inférieure à plusieurs centaines de nanomètres, comparable à celle de grandes molécules biologiques telles que les enzymes, les récepteurs et les anticorps. Avec une taille environ cent à dix mille fois inférieure à celle des cellules humaines, ces nanoparticules peuvent offrir des interactions sans précédent avec les biomolécules à la fois à la surface et à l'intérieur des cellules, ce qui pourrait révolutionner le diagnostic et le traitement du cancer.

Les nanoparticules sont très prometteuses pour améliorer l'efficacité thérapeutique et le profil de sécurité dans le traitement du cancer grâce à la spécificité du site, à leur capacité à limiter la multirésistance et à l'administration efficace d'agents anticancéreux. Il existe une grande variété de systèmes à base de nanoparticules pour la détection, le diagnostic et le traitement du cancer, notamment les liposomes, les micelles polymères, les nanosystèmes, les nanocoquilles, les dérivés du fullerène, les nanotubes de carbone, les dendrimères, les nanopores, les points quantiques, les nanoparticules d'or, les nanoparticules lipidiques solides, les nanofils, les nanoparticules paramagnétiques, etc. La capacité des nanoparticules à traiter le cancer a une double signification. Tout d'abord, les nanoparticules jouent le rôle de vecteurs de médicaments. Deuxièmement, elles peuvent absorber différentes longueurs d'onde de la lumière, et lorsqu'elles sont exposées aux longueurs d'onde appropriées, les nanoparticules se réchauffent sans chauffer le corps. Ainsi, les nanoparticules tuent sélectivement les cellules cancéreuses. Les nanoparticules peuvent pénétrer dans les plus petits vaisseaux capillaires grâce à leur volume ultra-mince et éviter une élimination rapide par les phagocytes, de sorte que leur durée dans le flux sanguin est considérablement prolongée. Elles peuvent pénétrer dans les interstices des cellules et des tissus pour arriver aux organes cibles. Elles sont capables de présenter des propriétés de libération contrôlée en raison de leur biodégradabilité et de la sensibilité des matériaux au pH, aux ions et à la température. Actuellement, les nanoparticules ont été largement utilisées pour délivrer des antibiotiques, des agents anticancéreux, des agents radiologiques, des vaccins, des protéines, des polypeptides, des anticorps, des gènes.

Au fil des ans, les systèmes d'imagerie et d'administration de médicaments basés sur les nanoparticules ont montré un énorme potentiel dans les applications biologiques, médicales, pathologiques et pharmaceutiques. Les nanomatériaux multifonctionnels ont été le domaine de recherche des scientifiques et, grâce à eux, les chercheurs affirment aujourd'hui avoir mis au point un procédé permettant d'identifier et d'isoler les cellules cancéreuses. Les chercheurs ont combiné des nanoparticules magnétiques avec des points quantiques fluorescents pour former une nanosphère unique qui peut être utilisée dans diverses applications dans le domaine de la biomédecine.[14]

Les nanoparticules ont des propriétés particulières, telles que des -propriétés chimiques, optiques, magnétiques et électro-optiques-, qui diffèrent de celles des molécules individuelles ou des épices en vrac. Les propriétés améliorées comprennent une meilleure ténacité, une plus grande rigidité, une meilleure transparence, une résistance accrue aux rayures, à l'abrasion, aux solvants et à la chaleur et une diminution de la perméabilité aux gaz.

Les différentes nanoparticules sont les nanopores, les nanotubes, les points quantiques, les nanocoques, les dendrimères, les liposomes, les nanorodes, les fullerènes, les nanosphères, les nanofils, les nanobelts, les nanorings et les nanocapsules15.

LES DIFFÉRENTES NANOSTRUCTURES UTILISÉES

Nanoparticules

Les nanoparticules avec des unités moléculaires typiquement définies comme ayant des diamètres compris entre 0,1 et 100 nm des différentes compositions représentent l'utilisation la plus répandue des unités nanométriques en dentisterie. Les résultats cliniques de deux ans ont montré qu'elles sont actuellement utilisées dans les restaurations en composite à base de résine (RBC). Parallèlement à l'évolution des nanoparticules pour les composites dentaires, une attention accrue est portée aux reformulations des silanes interfaciaux. Les RBC nanohybrides sont actuellement l'exemple le plus répandu de cette technologie.[9]

Les nanoparticules ont été utilisées pour enrober et lier des charges inorganiques dans des matrices RBC dans les restaurations dentaires. Les organosilanes tels que l'allyltriéthoxysilane ont démontré une bonne compatibilité avec les charges nanoparticulaires telles que le TiO2.[16]

Nanorods

Les nanorods constituent un outil utile dans le contexte de la restauration. Chen et ses collègues ont synthétisé des nanorods d'hydroxyapatite (HA) ressemblant à un prisme d'émail et présentant des propriétés d'auto-assemblage. Les nanorods pourraient contribuer à une approximation artificielle pratique d'une structure naturelle comme l'émail, car ils sont similaires aux bâtonnets d'émail qui constituent la structure cristalline de base de l'émail dentaire.[9]

Nanosphères

Les nanosphères peuvent être utilisées de manière similaire aux nanorods dans la formulation de la technologie de restauration. Plus précisément, l'assemblage de nanosphères en conjonction avec le dépôt de phosphate de calcium et l'assemblage de nanochaînes d'amélogénine.[9]

Nanotubes

Différents types de nanotubes ont été étudiés pour des applications dentaires dans un certain nombre de directions intéressantes. Il a été démontré in vitro que les nanotubes d'oxyde de titane accélèrent la cinétique de formation de l'AH, de manière à servir de revêtements, qui peuvent accélérer la croissance osseuse à la surface des implants. Plus récemment, il a été démontré que des nanotubes de carbone monoparois modifiés (SWCNT) amélioraient la résistance à la flexion des RBC. Ces SWCNT ont été recouverts de dioxyde de silicium en conjonction avec des agents de liaison organosilane spécialisés. [9]

Nanofibres

Les nanofibres ont été explorées pour leur utilisation potentielle en dentisterie afin de générer des céramiques contenant de l'HA et du fluor-HA. Les cristaux de silicate nanofibrillaires ont également été récemment étudiés en tant que renforcement des composites dentaires. Ces nanofibres ont démontré une amélioration des propriétés physiques des composites lorsqu'elles sont ajoutées dans des proportions correctes et avec une distribution uniforme.

Dendrimères et copolymères dendritiques

Les dendrimères sont des composés macromoléculaires qui sont constitués d'une série de branches autour d'un noyau interne. Les dendrimères et les copolymères dendritiques ont été étudiés, bien que de manière moins approfondie que d'autres nanostructures, en relation avec les applications de composites dentaires. Des combinaisons de polymères spécifiques visant à optimiser l'efficacité des applications de restauration ont été rapportées.

Nanopores

Les implants en titane sont largement utilisés en chirurgie dentaire et orthopédique en raison de leurs propriétés mécaniques et biocompatibles favorables. Afin de favoriser l'ostéointégration des implants, divers traitements de surface ont été proposés. Il a été récemment démontré que les surfaces de titane avec des nanopores de 30 nm peuvent favoriser une différenciation ostéoblastique précoce et, par conséquent, une ostéointégration rapide des implants en titane.

Nanoshells

Les nanoshells sont bénéfiques dans le traitement des patients souffrant d'un cancer de la bouche. Il s'agit de billes minuscules recouvertes d'or. En manipulant l'épaisseur des couches qui composent les nanoshells, les scientifiques peuvent concevoir ces billes de manière à ce qu'elles absorbent la lumière proche de l'infrarouge, créant ainsi une chaleur intense qui est mortelle pour les cellules cancéreuses. D'autres nanostructures, qui ont des applications potentielles dans d'autres -domaines de la santé et peuvent également s'avérer un outil utile en dentisterie, sont les suivantes : Liposomes, Quantum Dots, Fullerènes, Nanofils, Nanobelts, Nanorings, Nanocapsules.[9]

LES PROPRIÉTÉS DES NANOMATÉRIAUX

Les nanomatériaux sont intéressants d'un point de vue fondamental, car les nouveaux matériaux présentent de nouvelles propriétés, qui ouvrent de nouvelles perspectives de développement technologique et commercial. Des applications des nanoparticules ont été proposées dans des domaines aussi divers que la microélectronique, les revêtements et les peintures, et la biotechnologie. Les applications des nanoparticules ont été proposées dans des domaines aussi variés que la microélectronique, les revêtements et les peintures, et la biotechnologie.

Deux facteurs principaux font que les propriétés des nanomatériaux diffèrent sensiblement de celles des autres matériaux : l'augmentation de la surface relative et les effets quantiques. Par exemple, une particule de 30 nm possède 5 % de ses atomes à sa surface, à 10 nm 20 % de ses atomes, et à 3 nm 50 % de ses atomes. Les nanoparticules ont une plus grande surface par unité de masse par rapport aux particules plus grandes.[16]

DOMAINES DES NANOTECHNOLOGIES

Nanomédecine

La nanomédecine est la science et la technologie du diagnostic, du traitement et de la prévention des maladies et des blessures traumatiques, du soulagement de la douleur, de la préservation et de l'amélioration de la santé humaine, à l'aide de matériaux structurés à l'échelle nanométrique, de la biotechnologie et du génie génétique, et éventuellement de systèmes de machines complexes et de nanorobots. Les nanorobots peuvent être appliqués à la chimiothérapie pour traiter le cancer et délivrer avec précision la quantité exacte d'agents chimiothérapeutiques directement aux cellules cibles. Il s'agirait d'un mécanisme plus efficace, avec des effets secondaires beaucoup plus réduits puisque les cellules normales seraient épargnées. Les nanorobots d'administration de médicaments ont été appelés "Pharmacytes" par R.A. Freitas en 2000. Les nanorobots médicaux améliorent le système immunitaire en détectant et en désactivant les bactéries, virus et autres agents pathogènes. Les matériaux structurés à l'échelle nanométrique, la biotechnologie, le génie génétique et les systèmes complexes de machines moléculaires contribuent à préserver et à améliorer la santé humaine.[16,17]

Nanodentisterie

La nanodentisterie rendra possible le maintien d'une santé bucco-dentaire complète grâce à l'utilisation de nanomatériaux, de la biotechnologie, y compris l'ingénierie tissulaire, et de la nanorobotique dentaire. Parmi les nouvelles possibilités de traitement, citons l'anesthésie locale, la renaturalisation de la dentition, le traitement permanent de l'hypersensibilité, les réalignements orthodontiques complets au cours d'une seule visite au cabinet, l'émail diamanté lié de manière covalente et l'entretien continu de la santé bucco-dentaire à l'aide de dentifrobots mécaniques.

Nanodiagnostic

Le nanodiagnostic est l'utilisation de nanodispositifs pour l'identification précoce de maladies ou la prédisposition à celles-ci au niveau cellulaire et moléculaire. Dans les diagnostics invitro, la nanomédecine pourrait augmenter l'efficacité et la fiabilité des diagnostics utilisant des échantillons de fluides ou de tissus humains en utilisant des nanodispositifs sélectifs, pour effectuer des analyses multiples à l'échelle subcellulaire, etc. Dans les diagnostics in-vivo, la nanomédecine pourrait développer des dispositifs capables de fonctionner à l'intérieur du corps humain afin d'identifier la présence précoce d'une maladie, d'identifier et de quantifier les molécules toxiques, les cellules tumorales.[16]

<u>LES APPROCHES EN MATIÈRE DE NANOTECHNOLOGIE</u>

De nombreuses approches différentes sont suivies pour la création de nanoproduits ; les plus courantes sont les approches ascendante, descendante et fonctionnelle.

De bas en haut

Méthodes utilisées pour produire une structure à l'échelle nanométrique, grâce à cette méthode les nanoparticules sont produites directement. Les diverses nanoparticules produites par la méthode ascendante et utilisées en dentisterie sont les nanopores, les nanotubes, les points quantiques, les nanocoquilles, les dendrimères, les liposomes, les nanorodes, les fullerènes, les nanosphères, les nanofils, les nanobelts, les nanorings et les nanocapsules.

Top Down

Utilisé pour fabriquer des structures à l'échelle nanométrique. Il s'agit le plus souvent d'une extension de la méthode déjà employée à petite échelle (à la taille du micron), c'est une miniaturisation supplémentaire.

Approche fonctionnelle

Dans cette approche, les composants d'une fonctionnalité souhaitée : La théorie de Richard Feynman et K. Eric Drexler, le microscope à force atomique, le graphite ou le diamant sont développés sans tenir compte de la manière dont ils pourraient être assemblés. D'autres approches suivies à l'université Rice sont données ci-après :

Nanotechnologie humide

Étude des systèmes biologiques qui existent principalement dans l'environnement aquatique et qui comprennent le matériel génétique, les membranes, les enzymes et les composants cellulaires de taille nanométrique.

Nanotechnologie sèche

Elle dérive de la science des surfaces et de la chimie physique et se concentre sur la fabrication de la structure du carbone, du silicium et d'autres matériaux organiques.

Nanotechnologie computationnelle

Il permet de modéliser et de stimuler des structures complexes à l'échelle du nanomètre. Le pouvoir prédictif et analytique du calcul est essentiel à la réussite des nanotechnologies.

Les nanotechnologies sont multidisciplinaires et ont un large éventail d'applications dans divers domaines appliqués à la médecine et à la dentisterie.[18]

Le "réarrangement des atomes" pour construire différentes nanostructures et nanodispositifs et la prise en compte du "comportement des atomes dans un petit monde" représentent deux catégories nanotechnologiques, à savoir l'approche descendante et la fabrication à l'échelle atomique représentant l'approche ascendante illustrée à la figure 3.

FIGURE 3 : Deux approches technologiques utilisées en nanotechnologie, à savoir l'approche descendante et l'approche ascendante.

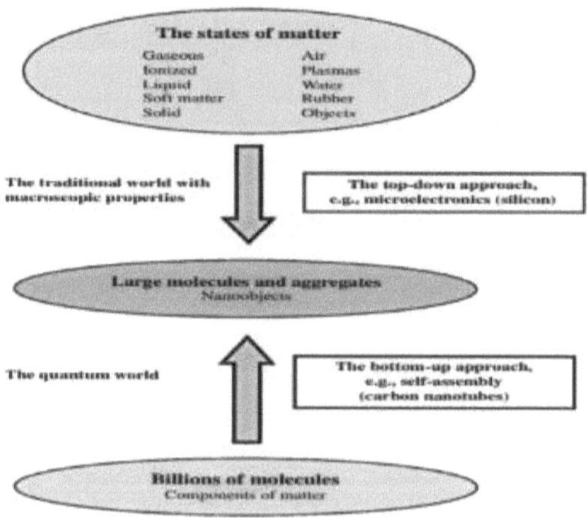

L'approche "descendante" est basée sur l'assemblage de structures en manipulant des composants de dispositifs beaucoup plus grands via un traitement monolithique. Cette approche a été utilisée avec un succès remarquable dans les dispositifs à semi-conducteurs utilisés dans l'électronique grand public. L'approche "ascendante", qui consiste à disposer des atomes ou des molécules dans des nanostructures, implique la fabrication de structures de dispositifs par l'auto-assemblage systématique de molécules, d'atomes ou d'autres unités de base de la matière. Comme le montre la figure 4, cette approche est utilisée pour réparer les systèmes d'organes, les tissus et les cellules des organismes vivants ainsi que pour la synthèse des protéines.

Le développement de nouveaux concepts d'outils et de machines au niveau moléculaire présente un intérêt considérable non seulement pour la recherche générale, mais aussi comme moyen de faciliter le contrôle de la synthèse et de la caractérisation de nouvelles nanostructures, ce qui pourrait déboucher sur une série de nouveaux produits dans un avenir proche. La miniaturisation est l'une des principales évolutions que ces procédés rendent possibles, permettant aux chercheurs de travailler sur des objets encore plus petits et de les produire. Dans le monde biologique, les objets sont strictement organisés et auto-organisés, comme le démontrent les processus chimiques d'auto-assemblage des matériaux et les constructions supramoléculaires.[18]

FIGURE 4 : Deux points clés : la miniaturisation et la complexité. L'auto-organisation est associée à l'approche ascendante et l'intégration de la miniaturisation est associée à l'approche descendante.

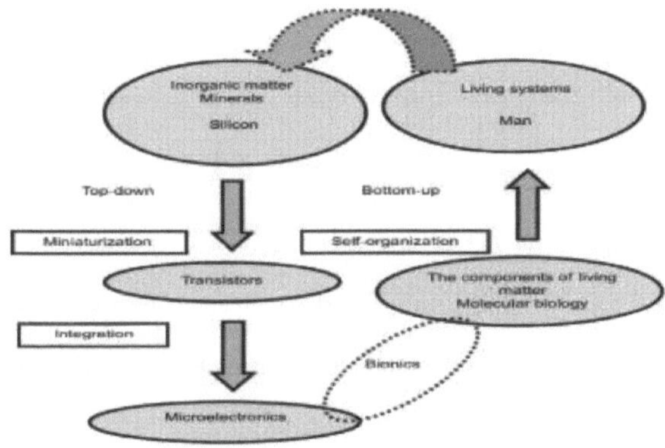

<u>Approche descendante</u>

La miniaturisation des composants pour la construction de machines et de dispositifs plus efficaces se fait par l'approche descendante. L'approche descendante commence par l'utilisation d'un matériau en vrac qui est réduit en petits morceaux par des moyens mécaniques, chimiques ou d'autres formes d'énergie. L'industrie électronique est celle qui réussit le mieux à utiliser l'approche descendante. Cette industrie utilise des techniques qui incluent une gamme de technologies, telles que le dépôt physique en phase vapeur (PVD), le dépôt chimique en phase vapeur (CVD), la lithographie (photolithographie, lithographie aux rayons X et faisceau d'électrons) et la gravure humide et au plasma, pour produire des structures fonctionnelles à l'échelle micro/nanométrique.

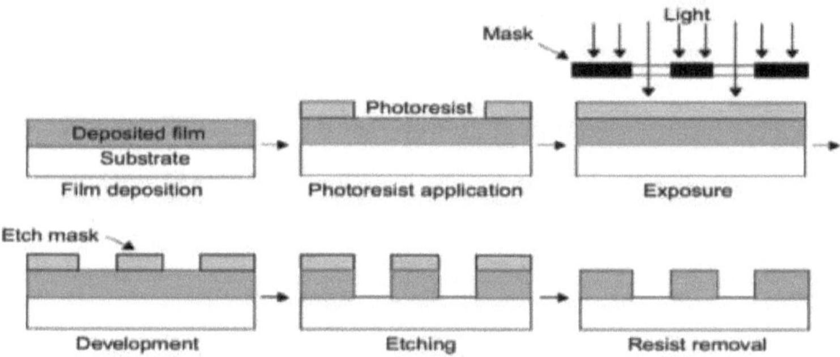

Cette approche a conduit les ingénieurs et les physiciens à manipuler des fragments de matière de plus en plus petits par le biais de la photolithographie et d'autres techniques, et a donné de bons résultats jusqu'à présent. La recherche et le développement de ces technologies ont facilité l'apparition de divers produits et instruments électroniques et ont amélioré la qualité de vie dans le monde.

L'approche descendante s'est améliorée grâce aux développements de la technologie de dépôt et, de manière tout aussi importante, grâce au développement des équipements associés aux techniques lithographiques. Par exemple, les techniques de lithographie aux rayons X, de lithographie par faisceau d'électrons et de lithographie par faisceau d'ions ont permis d'obtenir des avantages en termes de résolution. Toutefois, ces "optiques" présentent des inconvénients, à savoir le coût et les effets dommageables sur les substrats. Grâce aux développements continus de ces technologies, qui représentent la transition de la microtechnologie à la nanotechnologie, une nouvelle génération de caractéristiques et de produits passionnants est produite. Les méthodes utilisées pour préparer différentes NP comprennent la photolithographie, la lithographie par faisceau d'ions, la lithographie par faisceau d'électrons, les lasers à atomes, la co-précipitation, l'évolution systématique des ligands par enrichissement exponentiel (SELEX) et l'assemblage LbL. Un exemple de la façon dont plusieurs techniques peuvent être combinées pour fabriquer une nanostructure spéciale. Dans cet exemple, le dépôt chimique en phase vapeur par faisceau d'ions focalisé (FIB-CVD) a été utilisé.

FIGURE 6 : Dépôt chimique en phase vapeur par faisceau d'ions focalisé

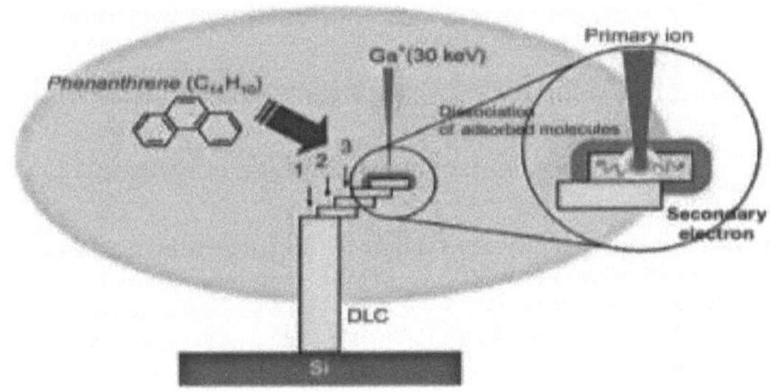

L'approche descendante devient de plus en plus attrayante. Par exemple, la miniaturisation de la technologie informatique sur les puces à base de silicium approche rapidement de sa limite supérieure. Plus précisément, pour les dimensions inférieures à 100 nm, la photolithographie présente de vigoureuses limitations techniques et économiques : sa taille est extrêmement petite par rapport aux normes de la vie quotidienne (d'environ 75 mm à moins de 100 nm, soit environ un millième de la largeur d'un cheveu humain), mais grande par rapport aux atomes ou aux molécules. Ainsi, "il y a beaucoup de place en bas" pour une miniaturisation considérable, comme l'a présenté Feynman dans un exposé célèbre. Cependant, l'approche descendante ne semble pas capable d'offrir une telle opportunité.

Approche ascendante

L'une des stratégies les plus prometteuses et alternatives pour la science et la technologie à l'échelle nanométrique est l'approche ascendante, qui sera l'approche sur laquelle les nanotechnologies seront finalement mises en œuvre. Cette méthode est à l'opposé de l'approche descendante. L'approche ascendante représente l'auto-assemblage d'atomes, de molécules et de machines à partir de blocs de construction chimiques de base pour fabriquer des nanomatériaux et des nanodispositifs, permettant le développement de concepts macroscopiques pour les machines et les dispositifs au niveau moléculaire. Une telle approche, qui consiste à fabriquer des nanostructures (dont les dimensions sont généralement comprises entre 2 et 10 nm) atome par atome à l'aide de réactions chimiques soigneusement contrôlées, permettra de mettre au point des techniques moins coûteuses que les méthodes lithographiques. Dans la nature, l'auto-assemblage est souvent utilisé pour réaliser des structures complexes qui sont limitées à des systèmes relativement simples. Ce type d'auto-assemblage contribue à la création de systèmes hiérarchiques et complexes qui constituent ensuite les produits de base pour d'autres étapes d'auto-assemblage.

Drexler a prédit que la conception ascendante des protéines serait utilisée pour fabriquer des nanodispositifs complexes aux caractéristiques personnalisées. Ces nanodispositifs imiteront les processus biologiques et seront donc capables de fonctions spécialisées, d'auto-réplication et d'autodestruction. D'autres nanostructures fabriquées dans la nature sont employées en nanofabrication, comme les nanocanaux de zéolites formés naturellement et régulièrement qui peuvent être utilisés dans le traitement de l'eau pour contrôler l'eau adsorbée par la bikitaite (une zéolite rare contenant du lithium), ou en utilisant des canaux de zéolites bien ordonnés pour la synthèse de nouveaux matériaux comme le carbone poreux. Ces dernières années, le matériau le plus médiatisé est le nanotube de carbone (CNT). En 1991, S. Iijima a découvert que les structures moléculaires des nanotubes de carbone étaient de longs et fins tubes cylindriques de carbone. L'approche ascendante a été utilisée pour la fabrication des NTC et des points quantiques, des cristaux qui ne contiennent que quelques centaines d'atomes et qui, lorsqu'ils sont excités, émettent différentes longueurs d'onde de lumière, en fonction de leur taille. Les points quantiques peuvent donc être utilisés pour marquer des protéines et des acides nucléiques. Ils sont également fluorescents lorsqu'ils sont éclairés par une lumière ultraviolette et peuvent donc être utilisés pour localiser des protéines fixées. La lithographie consiste à écrire ou à dessiner sur une pierre calcaire jaune et salée afin de pouvoir prendre des empreintes d'encre. Le mot grec "lithos" est dérivé du mot pierre. Les techniques lithographiques sont très importantes pour la microfabrication et la nanofabrication. Récemment, il a fallu relever le défi d'améliorer et de développer de nouvelles méthodes lithographiques avec une résolution accrue, en raison des diverses limitations des processus photolithographiques dans les caractéristiques et fonctionnalités plus petites.

Un développement récent dans ce domaine est la nanolithographie par trempage (DPN) - une technique de nanomodélisation par sonde de balayage AFM utilisée pour déposer des molécules sur une surface en utilisant un ménisque de solvant qui se forme naturellement dans l'atmosphère ambiante. Il s'agit d'une technique d'écriture directe qui donne des capacités de modelage haute résolution à un certain nombre d'"encres" moléculaires et biomoléculaires sur divers substrats, notamment des semi-conducteurs, des métaux et des surfaces fonctionnalisées monocouches. La possibilité d'offrir un alignement précis de plusieurs motifs offre un avantage supplémentaire à l'utilisation de pointes AFM pour écrire et lire des caractéristiques nanoscopiques sur des surfaces. Pour cette raison, le DPN a été utilisé comme un outil précieux pour étudier les questions fondamentales de la science des surfaces, de la chimie des colloïdes et des nanotechnologies. Par exemple, l'organisation et la cristallisation des particules sur un modèle chimique ou biomoléculaire, les résistances à la gravure monocouche des semi-conducteurs, les structures polymères attachées à l'échelle nanométrique, ainsi que la diffusion et la capillarité sur les surfaces au niveau nanométrique peuvent toutes être examinées à l'aide de cette technique. La nécessité de construire des nanostructures stables signifie qu'il est très avantageux d'utiliser des molécules qui peuvent s'ancrer à un substrat par des interactions électrostatiques ou de chimisorption. La préparation de nanostructures à l'aide de la technique DPN est un processus en une seule étape qui ne nécessite pas l'utilisation de résines. En raison des applications nanotechnologiques, il est très important de structurer et de concevoir des molécules à haute résolution, ainsi que de fonctionnaliser des surfaces avec différents motifs de deux ou plusieurs composants. Ces derniers peuvent être assemblés en molécules de structures diverses en utilisant différentes méthodes, notamment l'auto-assemblage dirigé et le modelage, et peuvent être positionnés de manière appropriée en fonction des besoins. À l'avenir, des architectures de dispositifs, l'intégration et le traitement in situ pourront être utilisés, pour aboutir à des nanosystèmes, des dispositifs moléculaires, etc.[18]

FIGURE 7 : Applications de la nanolithographie par trempage

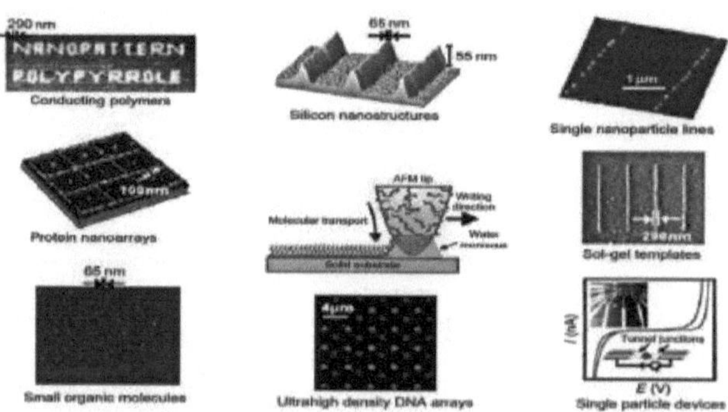

FIGURE 8 : le concept de base de la nanofabrication.

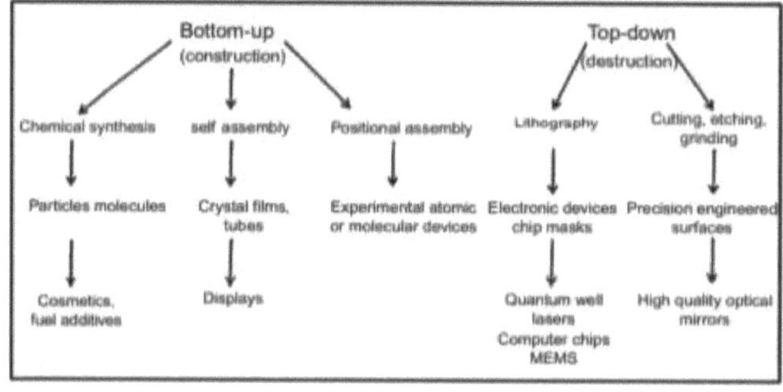

<u>OUTILS ET TECHNOLOGIES UTILISÉS DANS LES NANOTECHNOLOGIES</u>

Les techniques nanotechnologiques comprennent celles utilisées pour la fabrication de nanofils, celles utilisées pour la fabrication de semi-conducteurs, etc.

- Lithographie dans l'ultraviolet profond

- Lithographie par faisceau d'électrons

- Usinage par faisceau d'ions focalisé

- Lithographie des nano-implants

- Dépôt de couches atomiques

- Dépôt de vapeur moléculaire

- Techniques d'auto-assemblage moléculaire

FIGURE 9 : Lithographie par nano-impression

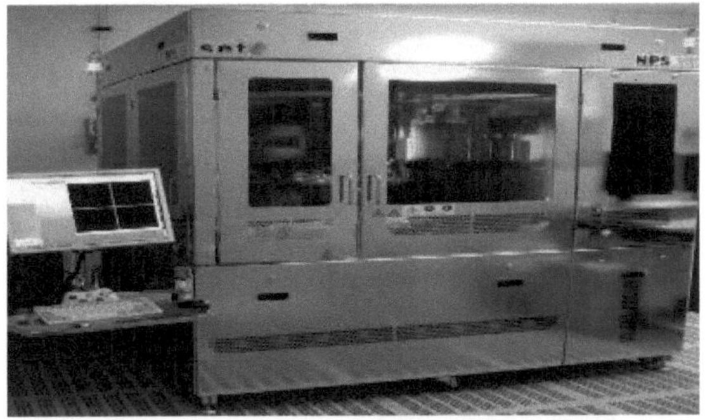

FIGURE 10 : Lithographie par faisceau d'électrons

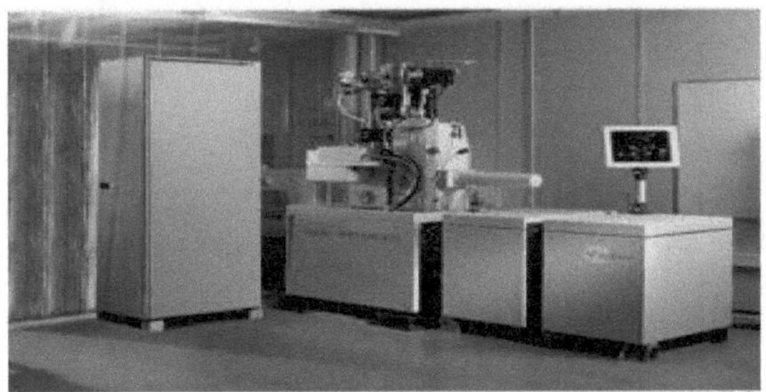

FIGURE 11 : Imagerie par faisceau d'ions focalisé

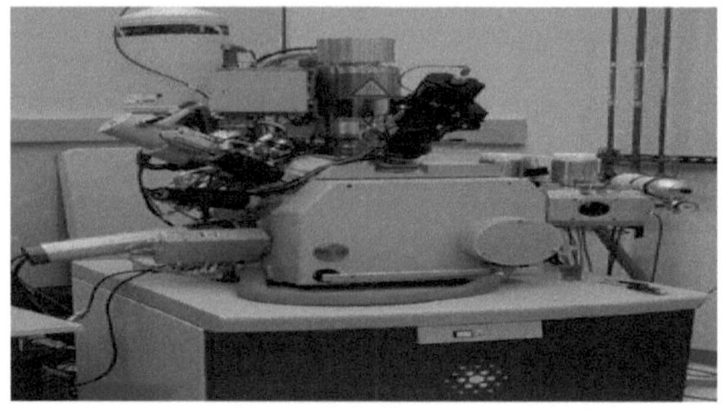

FIGURE 12 : Dépôt de couches atomiques

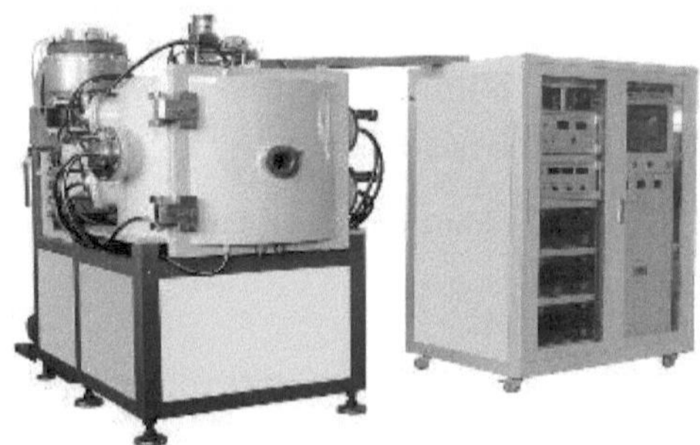

FIGURE 13 : Dépôt en phase vapeur par procédé moléculaire

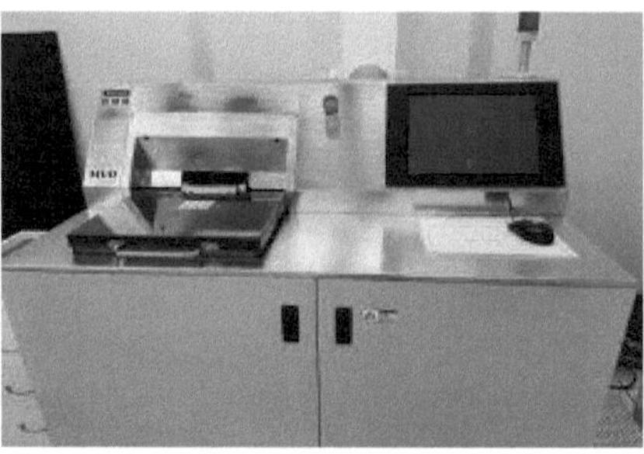

Cependant, toutes ces techniques ont précédé l'ère des nanotechnologies et constituent des prolongements de l'évolution des progrès scientifiques plutôt que des techniques conçues dans le seul but de créer des nanotechnologies et résultant de la recherche sur les nanotechnologies.[40]

Les nanosciences et les nanotechnologies ne sont devenues possibles que dans les années 1910, avec le développement des premiers outils permettant de mesurer et de fabriquer des nanostructures. Mais le développement réel a commencé avec la découverte des électrons et des neutrons, qui ont montré aux scientifiques que la matière pouvait réellement exister à une échelle beaucoup plus petite que ce que nous considérons normalement comme petit, et/ou que ce qu'ils pensaient être possible à l'époque. C'est à cette époque que la curiosité pour les nanostructures est née.[10]

Le microscope à force atomique (AFM) et le microscope à effet tunnel (STM) sont deux des premières versions de sondes à balayage qui ont lancé les nanotechnologies. Il existe d'autres types de microscopie à sonde à balayage, tous issus des idées du microscope confocal à balayage développé par Marvin Minsky en 1961 et du microscope acoustique à balayage (SAM) développé par Calvin Quate et ses collaborateurs dans les années 1970, qui ont permis de voir des structures à l'échelle nanométrique. La pointe d'une sonde à balayage peut également être utilisée pour manipuler des nanostructures (un processus appelé assemblage positionnel). Il s'agit toutefois d'un processus très lent.[40]

La microscopie à sonde à balayage est une technique importante tant pour la caractérisation que pour la synthèse des nanomatériaux. Les microscopes à force atomique et les microscopes à effet tunnel peuvent être utilisés pour examiner les surfaces et déplacer les atomes. Des techniques plus récentes, comme l'interférométrie à double polarisation, permettent aux scientifiques de mesurer quantitativement les interactions moléculaires qui se produisent à l'échelle nanométrique.[41]

FIGURE 14 : Microscope à force atomique

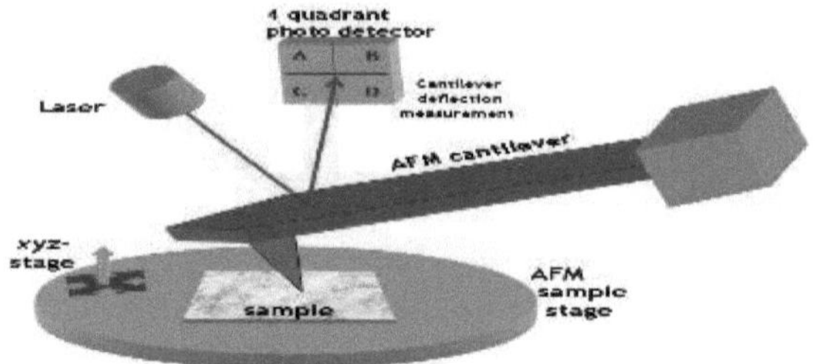

CHAPITRE 4

<u>LES APPLICATIONS DES NANOTECHNOLOGIES</u>

Avec les nanotechnologies, un grand nombre de matériaux et de produits améliorés reposent sur une modification des propriétés physiques lorsque la taille des éléments est réduite. Les nanoparticules, par exemple, tirent parti de leur rapport surface/volume considérablement accru. Leurs propriétés optiques, par exemple la fluorescence, deviennent une fonction du diamètre de la particule. Lorsqu'elles sont introduites dans un matériau en vrac, les nanoparticules peuvent fortement influencer les propriétés mécaniques du matériau, comme sa rigidité ou son élasticité. Par exemple, les polymères traditionnels peuvent être renforcés par des nanoparticules, ce qui donne lieu à de nouveaux matériaux qui peuvent être utilisés comme substituts légers des métaux. Ces nanoparticules présentent donc des avantages croissants pour la société. Ces matériaux renforcés par la nanotechnologie permettront une réduction de poids accompagnée d'une augmentation de la stabilité et d'une amélioration de la fonctionnalité.

Les applications de la nanotechnologie sont très variées et concernent différents domaines tels que la chimie et l'environnement, la catalyse, la filtration, l'énergie, l'industrie lourde, l'alimentation, l'optique, les textiles, les usages militaires, la nanobiotechnologie, la nanomédecine et la nanodentisterie.

CHIMIE ET ENVIRONNEMENT

La catalyse chimique et la technique de filtration sont deux exemples marquants où les nanotechnologies jouent un rôle. La synthèse permet d'obtenir de nouveaux matériaux aux caractéristiques et propriétés chimiques adaptées.

CATALYSE

La catalyse chimique bénéficie tout particulièrement des nanoparticules en raison de leur rapport surface/volume extrêmement élevé. Le potentiel d'application des nanoparticules en catalyse va des piles à combustible aux convertisseurs catalytiques et aux dispositifs photocatalytiques.

FILTRATION

Il faut s'attendre à une forte surface de la nanochimie sur le traitement des eaux usées, la purification de l'air et les dispositifs de stockage d'énergie. Des méthodes mécaniques ou chimiques peuvent être utilisées pour des techniques de filtration efficaces. Une catégorie de techniques de filtration est basée sur l'utilisation de membranes avec des trous de taille appropriée, le liquide étant pressé à travers la membrane. Les membranes nanoporeuses conviennent à une filtration mécanique avec des pores extrêmement petits, inférieurs à 10 nm (nanofiltration) et peuvent être composées de nanotubes. La nanofiltration est principalement utilisée pour l'élimination des ions ou la séparation de différents fluides. À plus grande échelle, la technique de filtration sur membrane est appelée ultrafiltration, qui fonctionne jusqu'à une taille comprise entre 10 et 100 nm. Un domaine d'application important de l'ultrafiltration est le domaine médical, comme on peut le trouver dans la dialyse rénale. Les nanoparticules magnétiques offrent une méthode efficace et fiable pour éliminer la contamination par les métaux lourds des eaux usées en utilisant les techniques de séparation magnétique. L'utilisation de particules de taille nanométrique augmente l'efficacité de l'absorption des contaminants et est comparativement peu coûteuse par rapport aux méthodes traditionnelles de précipitation et de filtration.

ENERGIE

Les projets nanotechnologiques les plus avancés liés à l'énergie sont les suivants : Le stockage, la conversion, l'amélioration de la fabrication par la réduction des matériaux et des processus, les économies d'énergie et l'amélioration des sources d'énergie renouvelables.

- **Réduction de la consommation d'énergie**

Une réduction de la consommation d'énergie peut être obtenue en améliorant les systèmes d'isolation, en utilisant des systèmes d'éclairage ou de combustion plus efficaces et en utilisant des matériaux plus légers et plus résistants dans le secteur des transports.

Actuellement, les ampoules électriques utilisées ne convertissent que 5 % de l'énergie électrique en lumière. Les approches nanotechnologiques comme les diodes électroluminescentes (DEL) ou les atomes à cage quantique (ACQ) peuvent conduire à une forte réduction de la consommation d'énergie pour l'éclairage.

- **Accroître l'efficacité de la production d'énergie**

Les meilleures cellules solaires actuelles parviennent à utiliser 40 % de l'énergie solaire et ont des rendements beaucoup plus faibles (15-20 %). Les nanotechnologies pourraient contribuer à accroître l'efficacité de la conversion de la lumière en utilisant des nanostructures présentant un continuum de bandes interdites. Le degré du moteur à combustion interne est d'environ 30-40% du moment. Les nanotechnologies pourraient améliorer la combustion en concevant des catalyseurs spécifiques dont la surface est maximisée.

Des scientifiques ont récemment mis au point des nanoparticules en forme de tétrade qui, lorsqu'elles sont appliquées sur une surface, la transforment instantanément en capteur solaire. L'utilisation de systèmes énergétiques plus respectueux de l'environnement.

Une forme d'énergie respectueuse de l'environnement est l'utilisation de piles à combustible alimentées par de l'hydrogène, qui est idéalement produit par des énergies renouvelables. Le matériau à nanostructure le plus important dans les piles à combustible est le catalyseur constitué de particules de métaux nobles supportées par du carbone, dont le diamètre est compris entre 1 et 5 nm. Les matériaux appropriés pour le stockage de l'hydrogène contiennent un grand nombre de petits pores de taille nanométrique. C'est pourquoi de nombreux matériaux nanostructurés tels que les nanotubes, les zéolites ou l'alanate sont à l'étude. Les nanotechnologies peuvent contribuer à réduire davantage les polluants des moteurs à combustion par des nanofiltres, qui peuvent nettoyer mécaniquement les gaz d'échappement, par des convertisseurs catalytiques basés sur des particules de métal noble à l'échelle nanométrique ou par un revêtement catalytique sur les parois des cylindres et des nanoparticules catalytiques comme additif pour les carburants.

- **Recyclage des piles**

En raison de la densité énergétique relativement faible des piles, leur durée de fonctionnement est limitée et il faut les remplacer ou les recharger. L'utilisation de batteries ayant un contenu énergétique plus élevé ou l'utilisation de batteries rechargeables ou de super condensateurs avec un taux de recharge plus élevé en utilisant des nanomatériaux pourrait être utile pour résoudre le problème de l'élimination des batteries.

INDUSTRIE HAUT DE GAMME

Une utilisation inévitable des nanotechnologies se fera dans l'industrie lourde.

- **Aérospatiale**

Des matériaux plus légers et plus résistants seront d'une immense utilité pour les fabricants d'avions, ce qui se traduira par des performances accrues. Les vaisseaux spatiaux en bénéficieront également, le poids étant un facteur important. Les nanotechnologies permettront ainsi de réduire la taille des équipements utilisés.

- **Raffineries**

Grâce aux applications nanotechnologiques, les raffineries produisant des matériaux tels que l'acier et l'aluminium seront en mesure d'éliminer toute impureté dans les matériaux qu'elles créent.

- **Constructeurs de véhicules**

Comme dans l'aérospatiale, des matériaux plus légers et plus résistants seront utiles pour créer des véhicules à la fois plus rapides et plus sûrs. Les moteurs à combustion bénéficieront également de pièces plus robustes et plus résistantes à la chaleur.

- **Biens de consommation**

Les nanotechnologies ont déjà un impact sur le secteur des biens de consommation. Elles confèrent aux produits de nouvelles fonctions allant de la facilité de nettoyage à la résistance aux rayures. Les textiles modernes sont infroissables et repoussent les taches grâce à l'intégration d'une "électronique portable".

ALIMENTS

Les nanotechnologies peuvent être appliquées à la production, au traitement, à la sécurité et au conditionnement des aliments. Un processus de revêtement nanocomposite pourrait améliorer l'emballage des aliments en plaçant des agents antimicrobiens directement à la surface du film revêtu. Les nanocomposites pourraient augmenter ou diminuer la perméabilité aux gaz de différents filtres, selon les besoins des différents produits. Ils peuvent également améliorer les propriétés mécaniques et de résistance à la chaleur et réduire le taux de transmission de l'oxygène. Des recherches sont menées pour appliquer les nanotechnologies à la détection de substances chimiques et biologiques afin de détecter les changements biochimiques dans les aliments.

MÉNAGE

L'application la plus importante des nanotechnologies dans les foyers est celle des surfaces autonettoyantes ou "faciles à nettoyer" sur les céramiques ou les verres. Les particules de nanocéramique ont amélioré la douceur et la résistance à la chaleur d'équipements ménagers courants tels que le fer à repasser.

OPTIQUE

Pour l'optique, les nanotechnologies offrent également des revêtements de surface résistants aux rayures, basés sur des nanocomposites. La nano-optique pourrait permettre d'accroître la précision de la réparation de la pupille et d'autres types de chirurgie oculaire au laser.

TEXTILES

L'utilisation de nanofibres manufacturées rend déjà les vêtements hydrofuges, antitaches ou infroissables. Les textiles dotés d'une finition nanotechnologique peuvent être lavés moins souvent et à des températures plus basses. Les nanotechnologies ont été utilisées pour intégrer de minuscules particules de carbone dans les membranes et garantir une protection complète de la surface contre les charges électrostatiques pour le porteur. De nombreuses autres applications ont été développées par des instituts de recherche tels que le laboratoire de nanotechnologie des textiles.

COSMETIQUES

L'un des domaines d'application est celui des écrans solaires. L'approche traditionnelle de la protection chimique contre les UV souffre de sa faible stabilité à long terme. Un écran solaire basé sur des nanoparticules minérales telles que le dioxyde de titane offre plusieurs avantages. Les nanoparticules d'oxyde de titane ont une propriété de protection UV comparable à celle du matériau en vrac, mais perdent le blanchiment indésirable d'un point de vue cosmétique lorsque la taille des particules diminue.

UTILISATIONS MILITAIRES

Les universités, les laboratoires des forces armées et les laboratoires d'armement nationaux travaillent sur des sujets tels que les nanotubes de carbone, les nanoparticules magnétiques, les diodes électroluminescentes organiques pour les écrans, la bio-informatique, les moteurs biomoléculaires. Les projets de capteurs d'agents de guerre chimiques ou biologiques, d'explosifs et de blindages nanostructurés sont plus proches des besoins militaires. Des ordinateurs petits mais puissants seront intégrés dans les armes, les uniformes, les équipements, les véhicules, etc. Les systèmes informatiques de plus grande taille seront appliqués à la gestion des batailles et à la logistique, et prendront de plus en plus le relais de ce qui était auparavant réservé aux humains. Les missiles deviendront plus petits, un système de guidage pourrait être fourni même pour les petites munitions. Les fibres composites basées sur les nanotechnologies pourraient permettre de fabriquer des armes légères et des munitions sans métal. Les véhicules deviendront plus légers et plus agiles, les moteurs plus efficaces, les véhicules autonomes deviendront possibles, pour la reconnaissance et la communication. Dans l'espace, les satellites et leurs fusées de lancement pourraient devenir plus petits et moins chers. Les nanotechnologies vont probablement accélérer ces possibilités en en créant de nouvelles, génériquement par de nouveaux outils d'analyse et de manipulation.[19]

LA NANOTECHNOLOGIE UTILISE DES VIRUS VÉGÉTAUX POUR LE DÉVELOPPEMENT DE MATÉRIAUX

Une propriété importante de la polyaniline (PANi), un polymère, est sa conductivité électrique. Cela le rend approprié pour la fabrication de fibres électriquement conductrices. La polyaniline a été largement étudiée et de nombreuses synthèses pratiques de polyaniline nanostructurée unidimensionnelle ont déjà été développées. Cependant, la préparation de nanofils de PANi solubles dans l'eau, conducteurs, avec des morphologies et des tailles contrôlables, et surtout avec une bonne processabilité, reste un grand défi. Une solution possible pourrait résider dans l'utilisation de protéines auto-assemblées, telles que les virus végétaux, comme nanomodèles pour la synthèse de ces nanofils.

Les chercheurs ont maintenant démontré avec succès la fabrication de nanofils de PANi conducteurs et dispersibles dans l'eau en utilisant le virus de la mosaïque du tabac comme modèle. Ils ont également montré que des nanofils conducteurs PANi/TMV beaucoup plus longs peuvent être formés par un processus d'assemblage hiérarchique.[20]

NANOLASERS

L'interaction complexe entre la lumière et les structures nanométriques, comme les fils, offre des possibilités comme nouvelle technologie pour les dispositifs et les capteurs. Les chercheurs de la NASA étudient l'émission de lumière à partir d'un nanofil semi-conducteur - typiquement de 10 à 100 nanomètres de large et de quelques micromètres de long - qui fonctionne comme un laser. Les lasers fabriqués à partir de réseaux de ces fils ont de nombreuses applications potentielles en matière de communications et de détection pour la NASA.

FIGURE 15 : Nanolaser à semi-conducteur

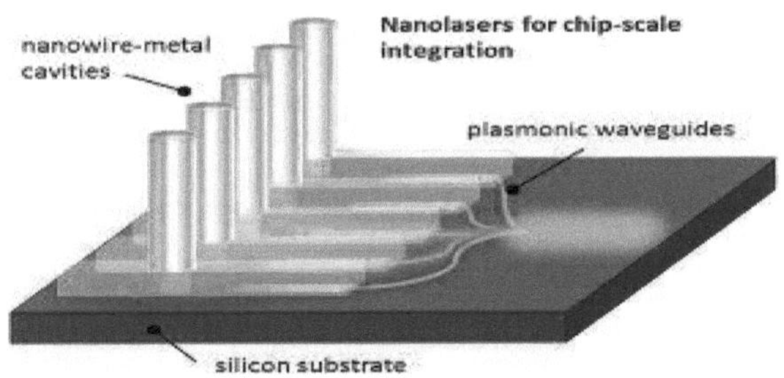

NANOBIOTECHNOLOGIE

Branche de la nanotechnologie ayant des applications ou des utilisations biologiques et biochimiques. Elle propose d'étudier les éléments existants de la nature afin de fabriquer de nouveaux dispositifs.

Exemples -

- Nanomédecine

- Nanocapteurs basés sur des biomolécules telles que l'ADN ou les protéines.

- Nanoparticules pour l'administration de gènes (impalpation)

- Gènes computationnels.[21]

NANOMÉDICINE

La nanomédecine est l'utilisation médicale de particules de la taille d'une molécule pour délivrer de la chaleur, de la lumière ou d'autres substances à des cellules spécifiques du corps. En réalité, la nanomédecine peut être divisée en trois catégories de base : les petites machines, les diagnostics et l'administration thérapeutique.[46]

Des recherches sont menées pour mettre au point des systèmes de nano-ingénierie capables de détecter les cellules malades, de pénétrer dans ces cellules vivantes et d'effectuer des réparations ou de provoquer la mort de ces cellules par apoptose. Le concept fondamental de la nanomédecine n'est pas de tuer toutes les cellules aberrantes par la chirurgie, la radiothérapie ou la chimiothérapie, mais plutôt de réparer les cellules, le cas échéant une à la fois, pour préserver et reconstruire les systèmes organiques. Cette technologie est actuellement développée pour traiter des maladies telles que le cancer, la rétinopathie du prématuré et le diabète. À l'heure actuelle, les nanotechnologies appliquées à la médecine et à la physiologie n'en sont qu'à leurs balbutiements, la plupart des recherches se situant au stade de la science fondamentale alors que le domaine tente de s'organiser.

Application

- Nouveaux systèmes d'administration de médicaments utilisant des nanoparticules ou des systèmes tubulaires bicouches auto-assemblés très poreux.

- Une autre classe d'application en cours de développement est celle des dendrimères chimiquement fonctionnalisés, des molécules hautement ramifiées avec une structure ramifiée "en arbre" qui peuvent être utilisées comme blocs de construction moléculaires pour les agents de thérapie génique ou comme agents de contraste pour l'imagerie par résonance magnétique.

- Des membranes spécialisées pour la séparation des composés organiques de faible poids des solutions aqueuses ont été développées en remplissant les pores des membranes de microfiltration ou d'ultrafiltration.

- De nombreuses recherches sont menées sur les nanodispositifs fonctionnels d'inspiration biologique, tels que le développement d'ordinateurs moléculaires basés sur l'ADN/la réaction en chaîne de la polymérase ou les protéines.

• Moteurs moléculaires biomimétiques auto-assemblés, tels que les flagelles des bactéries ou les forces mécaniques produites par l'ARN polymérase pendant la transcription des protéines.

• Grâce à la synergie des nanotechnologies et des biotechnologies, il est possible de créer des organes et des implants artificiels plus proches de l'original, par la croissance de cellules sur des échafaudages artificiels ou des revêtements biosynthétiques qui augmentent la biocompatibilité et réduisent les rejets. Il pourrait s'agir d'implants rétiniens, cochléaires et neuronaux, de la réparation des cellules nerveuses endommagées et du remplacement de la peau, des tissus ou des os endommagés.

• Diagnostics utilisant des capteurs et des systèmes micro-électromécaniques (MEMS). Dans le cadre des MEMS, la technologie des laboratoires sur puce, qui permet un diagnostic plus rapide et nécessite moins d'échantillons, est en cours de développement en collaboration avec la microfuidique. Les progrès de la génomique et des nanotechnologies devraient permettre de mettre au point des capteurs capables de déterminer rapidement et précisément le patrimoine génétique, ce qui améliorera la connaissance de la prédisposition des individus aux maladies génétiques.

• L'administration de médicaments à l'aide de nanoparticules et de transporteurs moléculaires. Elle est susceptible de bénéficier du développement des nanotechnologies. Avec les nanoparticules, il est possible de donner aux médicaments une meilleure solubilité, conduisant à une meilleure absorption. Les médicaments peuvent être contenus dans un support moléculaire, soit pour les protéger des acides de l'estomac, soit pour contrôler la libération du médicament dans une zone ciblée spécifique, réduisant ainsi la probabilité d'effets secondaires. Ces médicaments sont déjà en phase d'essais précliniques ou cliniques et respectent les exigences réglementaires strictes applicables aux nouveaux produits pharmaceutiques.

• Les laboratoires sur puce et les systèmes avancés d'administration de médicaments. Avec l'aide des nanotechnologies, des dispositifs implantables dans le corps, qui surveilleraient en permanence le niveau de diverses substances biochimiques dans le sang, doivent être développés. En réponse, ces puces libéreraient des médicaments appropriés à intervalles réguliers.

Exemple : un diabétique insulinodépendant pourrait utiliser un tel dispositif pour surveiller et ajuster de manière autonome les niveaux d'insuline.[13]

• Des nano-ingénieurs ont inventé une lentille de contact capable de libérer des quantités précises de médicaments pour traiter le glaucome et d'autres maladies oculaires.

La nouvelle technique de fabrication des lentilles commence par le mélange du médicament avec un liquide pré-polymère. Ce mélange est ensuite polymérisé, créant ainsi un matériau transparent sans contact. Si le médicament est soluble dans l'eau, il est piégé dans une matrice de minuscules canaux interconnectés et remplis d'eau dans le matériau. S'il est insoluble dans l'eau, le médicament est piégé dans les nano-espaces du réseau polymère et s'écoule lentement dans les canaux, lorsque la lentille est en place. Le contact avec le liquide du globe oculaire entraîne l'ouverture de ces canaux et la libération lente du médicament. En adaptant la teneur en eau du mélange initial, l'équipe peut faire varier la taille des substances chimiques et ainsi contrôler la vitesse de libération du médicament.[36]

• Les applications cliniques les plus importantes des nanotechnologies seront celles du développement pharmaceutique. Les nanoparticules en tant que médicaments ou composants de médicaments en tant que tels sont conçues pour de nouvelles approches de la libération contrôlée, du ciblage des médicaments et de la récupération des médicaments à faible biodisponibilité.

Exemple : des capsules polymères à l'échelle nanométrique peuvent être conçues pour décomposer et libérer des médicaments à une vitesse contrôlée et pour permettre une libération différentielle dans certains environnements tels qu'un milieu acide, afin de favoriser l'absorption dans les tumeurs par rapport aux tissus normaux.

Des nanocapsules ont également été formulées à partir d'albumine et de liposomes. Les systèmes d'administration de médicaments implantables qui sont en train d'être mis au point feront appel à des substances non poreuses pour contrôler la libération des médicaments.

Les médicaments hydrophobes tels que le pactitaxel ou le 5 fluorouracil peuvent être encapsulés dans des polymères ou des liposomes avec des cavités à l'échelle nanométrique qui améliorent l'absorption et la biodisponibilité du médicament.

• La nanotechnologie est utilisée pour créer de nouveaux produits pharmaceutiques de diagnostic destinés à l'imagerie médicale. La classe de composés connus sous le nom d'oxyde de fer super paramagnétique (SPIO), également appelés nanoparticules d'oxyde de fer monocristallin ou MION, s'est révélée prometteuse pour un certain nombre d'applications d'imagerie par résonance magnétique (RM), à la fois comme particules nues et comme marqueurs magnétiques.

En raison de leur petite taille, les particules SPIO ne sont pas immédiatement éliminées par le système réticulo-endothélial comme le sont les particules plus grandes et elles restent dans la circulation pendant dix minutes et même des heures dans un pourcentage substantiel.

• Les oxydes de fer réticulés sont des composés super paramagnétiques de deuxième génération, qui permettent de fixer d'autres marqueurs rapporteurs, tels que des marqueurs fluorescents, créant ainsi un agent de contraste unique possédant à la fois des propriétés optiques et magnétiques.

Pratiquement tous les agents de contraste développés pour l'imagerie optique fluorescente dans le nouvel infrarouge sont de qualité nano-assemblage. De nombreux agents actuellement mis au point pour les applications de médecine nucléaire relèvent de la même conception.

- La bioanalyse est un autre domaine de recherche en nanotechnologie qui progresse rapidement. Les microscopes à sonde à balayage permettent d'étudier des molécules individuelles, tandis que les réseaux d'oligonucléotides à l'échelle nanométrique disponibles dans le commerce pour la recherche sur l'expression génétique englobent désormais l'ensemble du génome humain sur une seule puce.

- Les nanofiltres présentent des performances supérieures à celles des filtres à micropore. La filtration améliorée dans la production de médicaments est conçue pour une meilleure pureté, stérilité et apyrogénie. La taille sélective des pores peut être utilisée de manière analytique pour séparer et identifier les molécules. Les nanofiltres offrent une nouvelle approche de la purification de l'eau et de l'assainissement de l'environnement, dont l'impact potentiel sur la planète est énorme.

- La biodétection est étroitement liée à la bioanalyse, mais elle nécessite l'interfaçage d'un nanodispositif avec le patient d'une manière ou d'une autre. L'un des moyens proposés est l'utilisation de nanotubes insérés dans la peau pour surveiller en permanence les électrolytes ou la glycémie.

Les dispositifs prothétiques implantables et les nano-échafaudages utilisés pour la croissance d'oranges artificielles sont d'autres objectifs de la recherche en nanotechnologie. La nano-ingénierie de l'appétit hydroxyle pour le remplacement des os est raisonnablement avancée.[37]

CHIRURGIE

À l'université de Rice, une soudeuse de chair est utilisée pour fusionner deux morceaux de viande de poulet en une seule pièce. Les deux morceaux de poulet sont placés ensemble en se touchant. Un liquide verdâtre contenant des nano-coquilles recouvertes d'or est versé le long de la jointure. Un laser infrarouge est tracé le long de la couture, provoquant la soudure des deux côtés. Cela pourrait résoudre les difficultés et les fuites de sang causées lorsque le chirurgien tente de recoudre les artères coupées lors d'une transplantation rénale ou cardiaque. Le soudeur de chair pourrait souder l'artère en un joint parfait.[43]

VISUALISATION

Le suivi des mouvements peut aider à déterminer dans quelle mesure les médicaments sont bien distribués ou comment les substances sont métabolisées. Comme il est difficile de suivre un petit groupe de cellules dans tout le corps, les scientifiques ont utilisé des colorants pour les cellules. Ces colorants devaient être excités par une lumière d'une certaine longueur d'onde pour s'allumer. Comme les colorants de différentes couleurs absorbent différentes fréquences de lumière, il fallait autant de sources de lumière que de cellules. Une façon de contourner ce problème est d'utiliser des marqueurs luminescents. Ces étiquettes sont des points quantiques fixés à des protéines qui pénètrent les membranes cellulaires. La taille des points peut être aléatoire, ils peuvent être fabriqués dans un matériau bio-inerte et ils présentent la propriété à l'échelle nanométrique que la couleur dépend de la taille. Ainsi, les tailles sont sélectionnées de manière à ce que la fréquence de la lumière utilisée pour rendre fluorescent un groupe de points quantiques soit un multiple pair de la fréquence requise pour rendre incandescent un autre groupe. Les deux groupes peuvent alors être éclairés par une seule source lumineuse.[46]

CIBLAGE DES NANOPARTICULES

On constate que les nanoparticules sont des outils prometteurs pour le développement de l'administration de médicaments, de l'imagerie médicale et des capteurs de diagnostic. Cependant, la biodistribution de ces nanoparticules est généralement inconnue en raison de la difficulté à cibler des organes spécifiques dans le corps. Les recherches actuelles sur le système excréteur des souris montrent toutefois la capacité des composites d'or à cibler sélectivement certains organes en fonction de leur taille et de leur charge. Ces composites sont encapsulés par un dendrimère et se voient attribuer une charge et une taille spécifiques. On a constaté que les nanoparticules d'or chargées positivement pénètrent dans les reins, tandis que les nanoparticules d'or chargées négativement restent dans le foie et la rate. Il est suggéré que la charge de surface positive de la nanoparticule diminue le taux d'opsonisation des nanoparticules dans le foie, affectant ainsi la voie d'excrétion. Cependant, même à une taille relativement petite de 5 nm, ces particules peuvent être compartimentées dans les tissus périphériques et s'accumuleront donc dans l'organisme au fil du temps. Alors que les progrès de la recherche prouvent que le ciblage et la distribution peuvent être augmentés par les nanoparticules, les dangers de la nanotoxicité deviennent une prochaine étape importante dans la compréhension de leurs utilisations médicales.[49]

INTERFACES NEURO-ÉLECTRONIQUES

Les interfaces neuro-électroniques sont un objectif visionnaire portant sur la construction de nanodispositifs qui permettront d'associer et de relier des ordinateurs au système nerveux. Cette idée nécessite la construction d'une structure moléculaire qui permettra le contrôle et la détection des impulsions nerveuses par un ordinateur externe. Les ordinateurs seront capables d'interpréter, d'enregistrer et de répondre aux signaux que le corps émet lorsqu'il ressent des sensations. La demande de telles structures est énorme car de nombreuses maladies impliquent la dégradation du système nerveux (SLA et sclérose en plaques). De même, de nombreuses blessures et accidents peuvent altérer le système nerveux, entraînant des dysfonctionnements et la paraplégie. Si les ordinateurs pouvaient contrôler le système nerveux par le biais d'une interface neuro-électronique, les problèmes qui affectent le système pourraient être contrôlés afin de surmonter les effets des maladies et des blessures. Deux considérations doivent être prises en compte lors du choix de la source d'énergie pour de telles applications. Il s'agit des stratégies rechargeables et non rechargeables. Une stratégie rechargeable implique que l'énergie est rechargée en permanence ou périodiquement par des sources externes soniques, chimiques, magnétiques ou électriques. Une stratégie non rechargeable implique que toute l'énergie est tirée d'un stockage d'énergie interne qui s'arrête lorsque toute l'énergie est épuisée.

L'une des limites de cette innovation est le fait que des interférences électriques sont possibles. Les champs électriques, les impulsions électromagnétiques (EMP) et les champs parasites d'autres appareils électriques in vivo peuvent tous causer des interférences. En outre, des isolants épais sont nécessaires pour éviter les fuites d'électrons et, en cas de conductivité élevée du milieu in vivo, il existe un risque de perte soudaine d'énergie et de "court-circuit". Enfin, des fils épais sont également nécessaires pour conduire des niveaux de puissance importants sans surchauffe. Peu de progrès pratiques ont été réalisés, même si la recherche est en cours. Le câblage des structures est extrêmement difficile car elles doivent être positionnées avec précision dans le système nerveux afin de pouvoir surveiller les signaux nerveux et y répondre. Les structures qui assureront l'interface doivent également être compatibles avec le système immunitaire de l'organisme afin de rester longtemps intactes dans le corps. En outre, les structures doivent également détecter les courants ioniques et être capables de provoquer le retour des courants. Bien que le potentiel de ces structures soit étonnant, il n'y a pas de calendrier pour savoir quand elles seront disponibles.[50]

LES APPLICATIONS MÉDICALES DES NANOTECHNOLOGIES MOLÉCULAIRES

La nanotechnologie moléculaire est un sous-domaine spéculatif de la nanotechnologie concernant la possibilité de concevoir des assembleurs moléculaires, des machines qui pourraient réorganiser la matière à l'échelle moléculaire ou atomique. La nanotechnologie moléculaire est très théorique, elle cherche à anticiper les inventions que la nanotechnologie pourrait produire et à proposer un programme pour les recherches futures. Les éléments proposés de la nanotechnologie moléculaire, tels que les assembleurs moléculaires et les nanorobots, dépassent largement les capacités actuelles.

NANOROBOTS

L'affirmation spéculative sur la possibilité d'utiliser des nanorobots en médecine, selon les partisans, changerait totalement le monde de la médecine une fois qu'elle serait réalisée. La nanomédecine utiliserait ces nanorobots (par exemple, les gènes computationnels), introduits dans le corps, pour réparer ou détecter les dommages et les infections. Selon Robert Frietas, de l'Institute for Molecular Manufacturing, un nanorobot médical typique véhiculé par le sang aurait une taille comprise entre 0,5 et 3 micromètres, car c'est la taille maximale possible en raison de l'exigence du passage capillaire. Le carbone serait le principal élément utilisé pour construire ces nanorobots en raison de la résistance inhérente et d'autres caractéristiques de certaines formes de carbone (composites diamant/fullerence), et les nanorobots seraient fabriqués dans des nanofabriques de bureau spécialisées à cet effet.

Les nanodispositifs pourraient être observés à l'œuvre à l'intérieur du corps à l'aide de l'IRM, en particulier si leurs composites étaient fabriqués en utilisant principalement des atomes de[13] C plutôt que l'isotope naturel[12] C du carbone, car[13] C a un moment magnétique nucléaire non nul. Les nanodispositifs médicaux seraient tout d'abord injectés dans un corps humain, puis se mettraient au travail dans un organe ou une masse tissulaire spécifique. Le médecin surveillera la progression et s'assurera que les nanodispositifs ont atteint la bonne région cible du traitement. Le médecin pourra également scanner une partie du corps et voir les nanodispositifs rassemblés autour de la cible (une masse tumorale, etc.) afin de s'assurer que la procédure a réussi.[51]

MACHINES À RÉPARER LES CELLULES

Grâce aux médicaments et à la chirurgie, les médecins ne peuvent qu'encourager les tissus à se réparer eux-mêmes. Avec les machines moléculaires, les réparations seront plus directes. La réparation des cellules utilisera les mêmes tâches que celles que les systèmes vivants rendent déjà possibles. L'accès aux cellules est possible car les biologistes peuvent planter des aiguilles dans les cellules sans les tuer. Ainsi, les machines moléculaires sont capables d'entrer dans la cellule. De plus, des interactions biochimiques spécifiques montrent que les systèmes moléculaires peuvent reconnaître d'autres molécules au toucher, construire ou reconstruire chaque molécule d'une cellule et désassembler les molécules endommagées. Enfin, les cellules qui se répliquent prouvent que les systèmes moléculaires peuvent assembler tous les systèmes présents dans une cellule. Par conséquent, puisque la nature a démontré les opérations de base nécessaires à la réparation des cellules au niveau moléculaire, on construira à l'avenir des systèmes basés sur des nanomachines capables de pénétrer dans les cellules, de détecter les différences avec les cellules saines et d'apporter des modifications à la structure.

Les possibilités de ces machines à réparer les cellules sont impressionnantes. D'une taille comparable à celle des virus ou des bactéries, leurs parties compactes leur permettraient d'être plus complexes. Les premières machines seront spécialisées. Lorsqu'elles ouvriront et fermeront les membranes cellulaires ou se déplaceront dans les tissus pour pénétrer dans les cellules et les virus, les machines ne pourront corriger qu'un seul désordre moléculaire, comme une lésion de l'ADN ou une déficience enzymatique. Plus tard, les machines de réparation cellulaire seront programmées avec davantage de capacités à l'aide de systèmes d'IA avancés.

Des nano-ordinateurs seront nécessaires pour guider ces machines. Ces ordinateurs dirigeront les machines pour examiner, démonter et reconstruire les structures moléculaires endommagées. Les machines de réparation seront capables de réparer des cellules entières en travaillant structure par structure. Puis, en travaillant cellule par cellule et tissu par tissu, des organes entiers pourront être réparés. Enfin, en travaillant organe par organe, la santé est restaurée dans le corps. Les cellules endommagées au point d'être inactives peuvent être réparées grâce à la capacité des machines moléculaires à construire des cellules à partir de zéro. Par conséquent, les machines de réparation cellulaire libéreront la médecine de la dépendance à l'autoréparation.

Une nouvelle vague de technologie et de médecine est en train de naître et son impact sur le monde va être monumental. Des applications possibles telles que l'administration de médicaments et l'imagerie in vivo aux machines potentielles du futur, les progrès de la nanomédecine sont réalisés chaque jour. Il ne faudra pas longtemps pour que cette industrie de 10 milliards de dollars explose en une industrie de 100 milliards ou de 1 trillion de dollars, et l'administration de médicaments, l'imagerie in vivo et la thérapie n'en sont que le début.[52]

NANO-PHROLOGIE

La nanonéphrologie est une branche de la nanomédecine et de la nanotechnologie qui s'occupe de

1) l'étude des structures des protéines du rein au niveau atomique ;

2) des approches de nano-imagerie pour étudier les processus cellulaires dans les cellules rénales ; et

3) les traitements nano-médicaux qui utilisent des nanoparticules et pour traiter diverses maladies rénales.

La création et l'utilisation de matériaux et de dispositifs aux niveaux moléculaire et atomique pouvant être utilisés pour le diagnostic et la thérapie des maladies rénales font également partie de la nanonéphrologie, qui jouera un rôle dans la prise en charge des patients atteints de maladies rénales à l'avenir. Les progrès de la nanonéphrologie reposeront sur les découvertes dans les domaines susmentionnés, qui peuvent fournir des informations à l'échelle nanométrique sur les mécanismes cellulaires et moléculaires impliqués dans les processus rénaux normaux et dans les états pathologiques.

La compréhension des propriétés physiques et chimiques des protéines et autres macromolécules au niveau atomique dans diverses cellules du rein permettra de concevoir de nouvelles approches thérapeutiques pour lutter contre les principales maladies rénales. Le rein artificiel à l'échelle nanométrique est un objectif dont rêvent de nombreux médecins ; les progrès de l'ingénierie à l'échelle nanométrique permettront à des robots programmables et contrôlables à l'échelle nanométrique d'exécuter des procédures curatives et reconstructives dans le rein humain aux niveaux cellulaire et moléculaire. La conception de nanostructures compatibles avec les cellules rénales et pouvant fonctionner en toute sécurité in vivo est également un objectif futur. La capacité de diriger des événements de manière contrôlée au niveau nanométrique cellulaire pourrait améliorer considérablement la vie des patients atteints de maladies rénales.[53]

FIGURE 16 : Des nanorobots qui remplacent les neurones

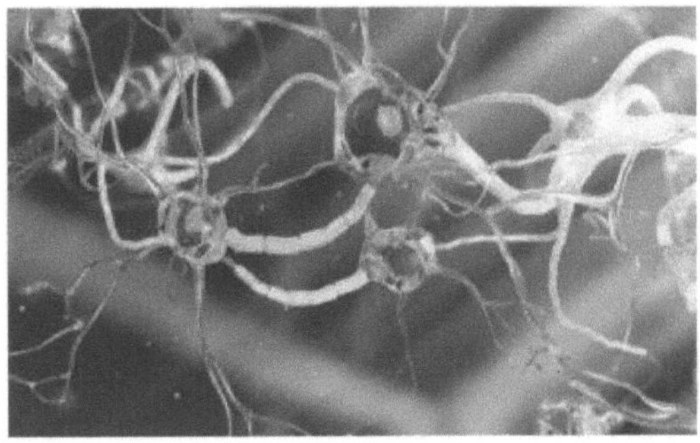

APPLICATIONS ACTUELLES

• Des points quantiques qui identifient l'emplacement des cellules cancéreuses dans le corps.

• Des nanoparticules qui délivrent les médicaments de chimiothérapie directement aux cellules cancéreuses afin de minimiser les dommages causés aux cellules saines.

• Des nano-coquilles qui concentrent la chaleur de la lumière infrarouge pour détruire les cellules cancéreuses avec un minimum de dommages pour les cellules saines environnantes.

• Nanotubes utilisés dans les os cassés pour fournir une structure pour la formation de nouveaux os.

• Des nanoparticules capables de se fixer sur des cellules infectées par diverses maladies et d'identifier, en laboratoire, dans un échantillon de sang, la maladie en question.[19]

CHAPITRE 5

LES NANOTECHNOLOGIES DANS LES SCIENCES MÉDICALES

NANOMÉDICINE

La nanomédecine est l'application médicale des nanotechnologies. Dans un avenir proche, les progrès de la nanomédecine fourniront un ensemble précieux d'outils de recherche et de dispositifs cliniquement utiles.

La National Nanotechnology Initiative prévoit de nouveaux appareils commerciaux dans l'industrie pharmaceutique, qui comprendront des systèmes avancés d'administration de médicaments, de nouvelles thérapies et l'imagerie in vivo. Plus tard, les interfaces neuro-électroniques et les machines à réparer les cellules pourraient révolutionner la médecine et le domaine médical, mais aujourd'hui, la nanomédecine est en train de devenir l'une des plus grandes industries du monde. En 2004, les ventes de nanomédicaments ont atteint 6,8 milliards de dollars et, avec plus de 200 entreprises et 38 produits dans le monde, un minimum de 3,8 milliards de dollars est investi chaque année dans la recherche et le développement des nanotechnologies.

L'industrie de la nanomédecine poursuivant sa croissance, il ne fait aucun doute qu'elle aura un impact significatif sur l'économie. Les innovations les plus importantes concernent l'administration de médicaments, qui implique le développement de particules ou de molécules de taille nanométrique pour améliorer la biodisponibilité. La biodisponibilité désigne la présence de molécules médicamenteuses là où l'organisme en a besoin et où elles sont le plus efficaces. L'administration de médicaments vise à maximiser la biodisponibilité à des endroits spécifiques de l'organisme et sur une période donnée. Plus de 65 milliards de dollars sont gaspillés chaque année en raison d'une mauvaise biodisponibilité.

L'imagerie in vivo est un autre domaine où des outils et des dispositifs sont en cours de développement. Grâce à l'utilisation d'agents de contraste nanoparticulaires, les images telles que les ultrasons et l'IRM bénéficient d'une distribution favorable et d'un contraste amélioré. Les nouvelles thérapies et interventions chirurgicales en cours de développement pourraient être efficaces pour traiter des maladies telles que le cancer. Enfin, les nanorobots, tels que les interfaces neuro-électroniques et les machines à réparer les cellules, permettront de passer du possible au potentiel.[42]

MÉDICAMENTS INTELLIGENTS

Nanobodies® : comme les anticorps mais plus petits

Les Nanobodies ® sont une nouvelle classe de protéines thérapeutiques dérivées d'anticorps. En raison de leur petite taille, de leur structure unique et de leur stabilité inégalée, les Nanobodies® combinent les avantages des anticorps thérapeutiques conventionnels avec les caractéristiques clés des médicaments à petites molécules.[42]

Technologie NanoCrystal

Une faible solubilité dans l'eau est corrélée à une vitesse de dissolution lente et la diminution de la taille des particules augmente la surface, ce qui entraîne une augmentation de la vitesse de dissolution. La technologie des nanocristaux permet d'atteindre cet objectif de manière prévisible et efficace. Les nanocristaux sont de petites particules de substance médicamenteuse, généralement d'un diamètre inférieur à 1000 nanomètres (nm), qui sont produites en broyant la substance médicamenteuse à l'aide d'une technique exclusive de broyage humide.

La technologie des nanocristaux peut être incorporée dans toutes les formes de dosage, tant parentérales qu'orales, y compris les formes solides, liquides, à fusion rapide, à libération pulsée et à libération contrôlée.[42]

LIVRAISON DE MÉDICAMENTS

Les systèmes d'administration de médicaments, des nanoparticules à base de lipides ou de polymères, peuvent être conçus pour améliorer les propriétés pharmacologiques et thérapeutiques des médicaments. La force des systèmes d'administration de médicaments réside dans leur capacité à modifier la pharmacocinétique et la biodistribution du médicament.

Les nanoparticules ont des propriétés inhabituelles qui peuvent être utilisées pour améliorer l'administration des médicaments. Alors que des particules plus grosses auraient été éliminées de l'organisme, les cellules absorbent ces nanoparticules en raison de leur taille. Des mécanismes complexes d'administration de médicaments sont en cours de développement, notamment la capacité de faire passer des médicaments à travers les parois cellulaires et de les faire pénétrer dans les cellules.

L'efficacité est importante car de nombreuses maladies dépendent de processus à l'intérieur de la cellule et ne peuvent être entravées que par des médicaments qui se fraient un chemin dans la cellule. La réponse déclenchée est un moyen d'utiliser plus efficacement les molécules médicamenteuses. Les médicaments sont placés dans l'organisme et ne s'activent que lorsqu'ils rencontrent un signal particulier. Par exemple, un médicament peu soluble sera remplacé par un système d'administration où il existe des environnements hydrophiles et hydrophobes, ce qui améliore la solubilité. De même, un médicament peut endommager les tissus, mais avec l'administration de médicaments, la libération régulée du médicament peut éliminer le problème. Si un médicament est éliminé trop rapidement de l'organisme, cela peut obliger le patient à utiliser des doses élevées, mais avec les systèmes d'administration de médicaments, la clairance peut être réduite en modifiant la pharmacocinétique du médicament.

FIGURE 17 : Administration de médicaments grâce aux nanotechnologies

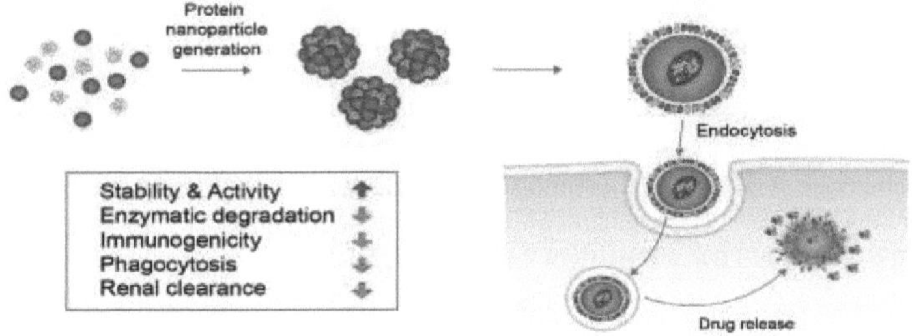

ADMINISTRATION DE MÉDICAMENTS PAR NANOROBOTS

Les nanomédicaments ont une taille qui leur permet d'être injectés sans obstruer les aiguilles et les capillaires et sont idéaux pour l'administration ciblée de médicaments et l'imagerie médicale en raison de la physiopathologie de certains troubles tels que le cancer et l'inflammation.[43]

Les principaux systèmes à l'échelle nanométrique sont :

- Liposomes

- Phospholipides

- Pluronic

- Poly (L-aminoacide)

- Polyester

- Nanoémulsions

- Systèmes nanoparticulaires

- Nanocristaux de médicaments

- Nanoparticules à base de polymères

- Nanoparticules à base de céramique

- Nanoparticules d'albumine

- Nanogels

- Dendrimères

Les systèmes de nanocarriers possèdent de multiples attributs souhaitables :

1.   Lorsque des médicaments et des agents d'imagerie sont associés à des supports nanométriques, leurs volumes de distribution sont réduits. Les systèmes d'administration de médicaments à l'échelle nanométrique ont également la capacité d'améliorer la pharmacocinétique et d'augmenter la biodistribution des agents thérapeutiques vers les organes cibles, ce qui se traduira par une meilleure efficacité.

2.   La toxicité des médicaments est réduite en raison de leur accumulation préférentielle sur les sites cibles et de leur concentration plus faible dans les tissus sains. Les nanocarriers ont été conçus pour cibler les tumeurs et les sites d'inflammation dont le système vasculaire est perméable.

3.   Les nanocarriers présentent l'avantage d'améliorer la solubilité des composés hydrophobes dans le milieu aqueux pour les rendre aptes à l'administration parentérale.

4.   Il a été démontré que les systèmes de délivrance augmentent la stabilité d'une grande variété d'agents thérapeutiques tels que les petites molécules hydrophobes, les peptides et les oligonucléotides.

5.   Les nanocarriers composés de matériaux biocompatibles sont étudiés comme des alternatives sûres aux véhicules existants, qui peuvent provoquer des réactions d'hypersensibilité et des neuropathies périphériques.[43]

DES NANOFILS POUR SURVEILLER LA PRESSION SANGUINE

Les variations de la pression sanguine du corps peuvent être surveillées à l'aide de "nanofils". Une nouvelle catégorie de composants a été créée en utilisant l'effet piézoélectrique des nanofils d'oxyde de zinc semi-conducteurs.

Ces nanofils peuvent détecter des forces aussi faibles que quelques piconewtons (10-12N). C'est à peu près la force nécessaire pour "défaire" un brin d'ADN. Un effet piézoélectrique peut produire un courant lorsqu'ils sont pliés.[46]

FIGURE 18 : Nanofils d'argent

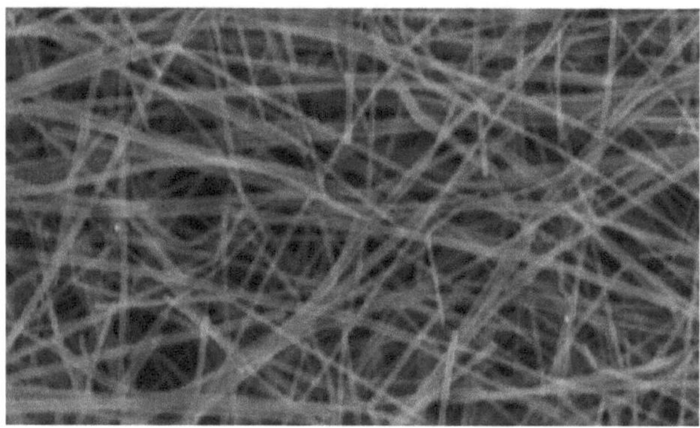

NANOROBOTS

Un objet fabriqué artificiellement, capable de se diffuser librement dans le corps humain et d'interagir par lui-même avec une cellule spécifique au niveau moléculaire. (L.LEVY-2000)

•   Utilisé dans le but de maintenir et de protéger le corps humain contre les agents pathogènes.

•   Diamètre d'environ 0,5 à 3 microns et sera construit à partir de pièces dont les dimensions sont comprises entre 1 et 100 nanomètres.

•   Le principal élément utilisé sera le carbone sous la forme de nanocomposites diamant/fullerence.

Robert A. Freitas a décrit comment les nanorobots médicaux pourraient utiliser des mécanismes de motilité spécifiques pour ramper ou nager à travers les tissus du corps humain avec une précision de navigation, acquérir de l'énergie, détecter et manipuler leur environnement, réaliser une cytopénétration sûre (par exemple, traverser les membranes plasmiques telles que le processus odontoblastique sans perturber la cellule) et utiliser une multitude de techniques pour surveiller, interrompre ou modifier le trafic des impulsions nerveuses dans les cellules nerveuses individuelles en temps réel. Les fonctions de ces nanorobots peuvent être contrôlées par un nano-ordinateur embarqué exécutant des instructions préprogrammées en réponse à des stimuli de capteurs locaux.[11]

Les nanorobots sont des machines contrôlables constituées d'assemblages de composants nanométriques qui, en raison de leur petite taille, peuvent interagir et même pénétrer la membrane cellulaire, offrant ainsi une voie d'accès directe au niveau cellulaire. Ces nanodispositifs sont capables d'effectuer diverses actions simples ou combinatoires, notamment l'actionnement, la propulsion, la détection, la signalisation et le traitement de l'information.[44]

En raison des nombreuses applications des nanorobots en médecine, leur développement impose une série de défis et de limitations qui découlent principalement de divers aspects de contrôle et de comportement dans un environnement de travail dynamique. Afin de surmonter ces limites, une solution alternative serait la conception d'un système thérapeutique à plusieurs étapes basé sur la fusion de différentes sources d'alimentation externes et intégrées, une capacité de propulsion contrôlée et un système de libération intelligent capable d'administrer des médicaments de manière ciblée ou de réaliser une thérapie physique.[44]

CONCEPTION DE NANOROBOTS

Dans les fluides biologiques, les nanorobots doivent naviguer dans des canaux étroits de quelques centaines de nanomètres de diamètre seulement. Dans ce cas, la conception d'un mécanisme de propulsion nanorobotique doit tenir compte de la viscosité apparemment accrue et des faibles nombres de Reynold comme effets principaux.

Le principal élément utilisé dans la fabrication des corps des nanorobots est le carbone sous la forme de nanocomposites diamant/fullerène en raison de leurs propriétés inertes et de leur résistance. Pour éviter l'apparition de réactions de rejet de la part du système immunitaire de l'hôte, la surface extérieure des nanostructures est recouverte d'une couche de diamant passive ou d'un matériau biomimétique qui ne provoque pas de réaction allergique (par exemple, des lipides, des protéines). Un système nanorobotique est composé de divers éléments de base tels qu'une source d'énergie, des capteurs, des actionneurs, des ordinateurs embarqués, des pompes et un support structurel. Afin d'accomplir des objectifs biomédicaux, un nanorobot contiendra diverses sous-structures, notamment un compartiment de charge utile qui contient la dose de médicament, une caméra miniature pour la navigation manuelle dans la circulation sanguine, des émetteurs de micro-ondes et des générateurs de signaux ultrasoniques qui peuvent tuer les cellules cancéreuses sans perturber la membrane cellulaire et empêcher la propagation des cellules cancéreuses. Les lasers sont utilisés pour éliminer les matériaux nocifs tels que la plaque artérielle, les caillots sanguins ou les cellules cancéreuses, tandis que les capteurs chimiotactiques seront capables de détecter et de discriminer les différents types de cellules en reconnaissant spécifiquement leurs antigènes de surface. Une queue de propulsion est nécessaire pour la locomotion active des nanorobots, qui se balancent contre le flux sanguin dans le corps. La construction d'un nanorobot pleinement opérationnel doit répondre à toutes les exigences mentionnées ci-dessus et les traduire à l'échelle nanométrique.[44]

CLASSIFICATION DES SYSTÈMES NANOROBOTIQUES

Il existe quatre types de systèmes nanorobotiques qui ont été élaborés et étudiés jusqu'à présent : (1) **Bio-Nanorobots**

Ces nano-systèmes mécaniques avancés ont des composants structurels de divers éléments biologiques fonctionnant au niveau cellulaire qui sont capables d'exécuter leurs fonctions biologiques préprogrammées (mécanisme de propulsion bactérien, dispositifs conformationnels basés sur l'ADN) en réponse à des stimuli physico-chimiques spécifiques dans un environnement artificiel, sans avoir besoin d'un mécanisme matériel pour la locomotion.

Par conséquent, les protéines, l'ADN et les nanotubes de carbone peuvent servir de sources d'énergie, de liens structurels, d'éléments de type articulation, d'éléments de transmission ou de biocapteurs dans un système nanorobotique.

(2) **Systèmes nanorobotiques à commande magnétique**

La méthode non invasive d'actionnement à distance et les caractéristiques de navigation appropriées, la propulsion magnétique a été largement utilisée pour piloter les nanorobots. De nombreuses approches différentes basées sur de tels stimuli ont été utilisées pour concevoir diverses nanopropulseurs magnétiques, tels que des marcheurs de surface, des hélices hélicoïdales et des hélices flexibles. La navigation des nanorobots à entraînement magnétique dans des environnements biologiques s'effectue dans des champs magnétiques à faible résistance qui sont inoffensifs pour les cellules et les tissus, une caractéristique qui rend les nanorobots prometteurs dans diverses applications médicales, telles que la chirurgie mini-invasive et la thérapie ciblée. Les nageurs flexibles ont des queues ou des articulations flexibles, et leur propulsion vers l'avant est accomplie par leur locomotion ondulatoire qui résulte du passage d'une onde le long de leurs parties flexibles et peut exécuter un mouvement oscillatoire ou rotatif lorsqu'ils se déplacent dans un champ magnétique. Les nano-systèmes ont également été conçus à partir de billes superparamagnétiques interconnectées avec des fragments d'ADN duplex. Les marcheurs de surface magnétiques qui peuvent exécuter un mouvement de roulement ou de culbute à proximité d'une surface avec ou sans contact direct sous un champ magnétique tournant. Le mécanisme de propulsion le long de la surface est induit par l'augmentation de la viscosité apparente à proximité de la paroi vasculaire.

(3) **Nanomanipulateurs de grande taille capables de manipuler à l'échelle nanométrique**

Le domaine de la nanorobotique comprend également les manipulateurs nanorobotiques qui sont définis comme de grands robots capables de manipuler des objets de taille nanométrique. La manipulation nanorobotique sert de base à une approche hybride pour construire des nanodispositifs en structurant ces matériaux en blocs de construction et en les assemblant en systèmes nanoélectrochimiques (NEMS) plus complexes. Un système de nanomanipulation est fondamentalement constitué d'une série de composants, notamment : des manipulateurs nanorobotiques pour le positionnement, des microscopes pour le guidage et l'observation, des sondes et des pinces entre autres comme doigts, et d'autres types de capteurs (force, déplacement, tactile, etc.) employés pour faciliter la manipulation et/ou pour établir les caractéristiques des objets.

(4) **Nanorobots à base de bactéries**

L'exploitation des propriétés de propulsion des micro-organismes à l'échelle nanométrique permet de créer de nouvelles plateformes et méthodes de préparation "biomimétiques" à base de nanorobots. En général, deux approches sont adoptées pour développer de tels systèmes : la première consiste à utiliser des bactéries vivantes qui conféreront un mouvement au système nanorobotique et l'autre consiste à utiliser des nanorobots artificiels de type bactérien qui émulent la structure mobile des bactéries vivantes pour la propulsion dans un environnement fluide (flagelles, cils et pseudopodes) et sont entraînés par un champ magnétique externe appliqué.[44]

Avantages des nanorobots par rapport aux techniques médicales conventionnelles :

1. Traumatisme tissulaire minime ou nul.

2. Un temps de récupération considérablement réduit.

3. Moins de soins post-traitement nécessaires.

4. Surveillance et diagnostic continus de l'intérieur.

5. Réponse rapide à un changement soudain.

6. Il peut stocker et traiter des données antérieures, identifier des modèles, et donc aider à prédire l'apparition d'une maladie.

7. Il peut guider à l'extérieur ou selon le programme, en ciblant des endroits spécifiques.

8. Il a la capacité de délivrer des charges utiles telles que des médicaments ou des cellules saines sur un site spécifique. [45]

Inconvénients de la nanorobotique :

1. Lorsque différents nanorobots sont insérés, la profondeur d'action et la destruction des tissus ne sont pas connues.

2. Le coût d'installation est assez élevé, et la formation du médecin est nécessaire.

TYPES DE NANOROBOTS :

Pharmacie : Le pharmacyte est un nanorobot d'une taille de 1 à 2 μm. En fonction des exigences de la mission, la charge utile stockée dans les réservoirs embarqués du système nanorobotique peut être déchargée dans le fluide extracellulaire proche ou délivrée directement dans le cytosol à l'aide d'un mécanisme d'injection transmembranaire.

Respirocyte : C'est un nanorobot porteur d'oxygène artificiel. Son énergie est fournie par le glucose sérique endogène. Cette cellule artificielle est capable de fournir 236 fois plus d'oxygène aux tissus par unité de volume que les RBC.

Microbivores : C'est un dispositif sphéroïdal aplati destiné aux applications nanomédicales, d'un diamètre de 3,4 μm le long de son grand axe et de 2,0 μm le long de son petit axe. Le nanorobot peut consommer jusqu'à 200 pW. Cette puissance est utilisée pour digérer les microbes piégés.

Clottocytes : C'est un type de nanorobot, avec une capacité biologique unique : Ils délivrent des substances qui aident à promouvoir la coagulation.

Chromallocyte : Le Chromallocyte remplacerait des chromosomes entiers dans des cellules individuelles, inversant ainsi les effets des maladies génétiques et autres dommages accumulés sur nos gènes, prévenant ainsi le vieillissement. À l'intérieur d'une cellule, il évaluera d'abord la situation en examinant le contenu et l'activité de la cellule, puis il agira en travaillant molécule par molécule et structure par structure et sera capable de réparer la cellule entière.[45]

Nanorobotique ADN :

Il s'agit d'un type de nanorobot utilisé pour délivrer le médicament uniquement à la cellule ciblée et non à la cellule adjacente, afin d'éviter tout effet secondaire sur les cellules saines. L'objectif de la nanorobotique ADN est la conception et la fabrication de nanostructures ADN dynamiques qui exécutent des tâches spécifiques via une série de changements d'état. Les changements d'état peuvent aller de l'hybridation/dénaturation d'une seule base à l'hybridation/dénaturation de brins entiers. Ces changements d'état peuvent être effectués de manière autonome, auquel cas le système change d'état sans intervention extérieure, tandis que dans d'autres cas, des quantités précises d'espèces spécifiques, telles que des brins d'ADN ou des enzymes, sont introduites pour imposer les changements d'état. Il convient de noter que différentes copies des nanostructures peuvent se trouver dans des états différents au même moment, et nous sommes généralement intéressés par le comportement moyen global du système. Les deux moitiés de l'hexagone sont verrouillées ensemble pour former le vaisseau où la charge utile (c'est-à-dire les médicaments) sera placée.

<u>APPLICATIONS DES NANOROBOTS</u>

L'hémophilie : Des nanorobots pourraient se déplacer jusqu'à l'endroit concerné et le désagréger. Les robots doivent être capables d'éliminer le blocage sans perdre de petits morceaux dans la circulation sanguine, qui pourraient se déplacer ailleurs dans le corps et causer davantage de problèmes. Le robot doit être suffisamment petit pour ne pas bloquer le flux sanguin lui-même et contribuer au processus de guérison. Un type particulier de nanorobot est le clottocyte ou clottocyte plaquettaire artificiel ; la coagulation pourrait être jusqu'à 1 000 fois plus rapide que le mécanisme naturel de coagulation de l'organisme. Le clottocyte est utilisé pour traiter les patients souffrant de graves plaies ouvertes.[45]

Maladie rénale : Les calculs rénaux provoquent des douleurs excessives et les gros calculs formés ne s'évacuent pas dans l'urine. Les nanorobots peuvent être utilisés pour briser les calculs rénaux en petits morceaux par des chocs ultrasoniques, qui peuvent être éliminés par les urines.

Les nanorobots dans le diagnostic et le traitement du diabète :

L'architecture des nanorobots basée sur la nanobioélectronique peut être bien utilisée pour le diabète. Une approche computationnelle avec l'application de la nanorobotique médicale pour le diabète est simulée en utilisant des données cliniques. Dans le prototypage 3D proposé, un patient peut être bien informé pour éviter l'hyperglycémie. Une plateforme de nanorobotique médicale pratique peut être créée pour la surveillance de la santé in-vivo. Les données significatives mesurées peuvent ensuite être transférées sur le téléphone portable du patient. À tout moment, si le taux de glucose atteint des niveaux supérieurs à l'objectif de 130 mg/dl, cette indication s'affiche ou est signalée par le téléphone mobile.

Chirurgie de pontage : Les personnes atteintes d'une maladie des artères coronaires sont traitées par un pontage cardiaque. Cette opération a pour but d'augmenter le flux sanguin vers les muscles cardiaques. Plus d'une artère peut être contournée au cours de l'opération, mais cette méthode n'est pas dénuée d'effets secondaires. À la place, on peut utiliser un nanorobot pour opérer. Le nanorobot contenant deux régions, une région extérieure et une région intérieure, est équipé d'un moteur électrique pour sa circulation. En plus du moteur électrique, un thermomètre artériel, un microprocesseur, une caméra et une aiguille tournante sont incorporés au nanorobot. Le microprocesseur contrôle l'ensemble de l'opération. Un matériau radioactif est injecté dans la région extérieure pour suivre les mouvements du nanorobot. Celui-ci peut être commuté à tout moment à l'aide d'un interrupteur magnétique. Le nanorobot induit peut découper la plaque et la broyer en microparticules. Une fois l'action terminée, la plaque est retirée en dirigeant le nanorobot pour qu'il s'ancre dans un vaisseau sanguin facilement accessible de l'extérieur.

Les nanorobots dans la goutte : La goutte est une maladie dans laquelle les reins perdent leur capacité à éliminer du sang les déchets issus de la dégradation des graisses. Les nanorobots soulagent les symptômes en brisant les structures cristallines au niveau des articulations, mais ils ne sont pas en mesure d'inverser la maladie de façon permanente.

Reconstruction des tissus : Les nanoparticules avec nanorobots peuvent être conçues de manière à ressembler à la structure osseuse. Une échographie est réalisée sur les structures osseuses existantes, puis des nanoparticules ressemblant à de l'os sont créées à partir des résultats de l'échographie. Lorsqu'elles arrivent sur l'os fracturé, elles s'assemblent pour former une structure qui devient une partie de l'os. Elles seront donc utiles en cas de fractures osseuses, d'affections arthritiques, etc.

Régénération des nerfs : Les nanorobots peuvent être utilisés dans le traitement des nerfs blessés. Les recherches se poursuivent et, dans un avenir proche, ils constitueront un outil efficace pour soigner les lésions de la colonne vertébrale, les neurones, etc.

Chirurgies délicates : Les interventions chirurgicales délicates sur les yeux comportent des risques considérables, car elles nécessitent une main ferme. La microchirurgie de l'œil, ainsi que les opérations de la rétine et des membranes environnantes, peuvent être réalisées à l'aide de nanorobots. Au lieu d'être injectés directement dans l'œil, les nanorobots pourraient être injectés ailleurs dans le corps, et qui seront guidés vers l'œil pour délivrer des médicaments, si nécessaire. Un autre exemple de chirurgie délicate est la chirurgie fatale. Elle est risquée en raison du taux de mortalité élevé du bébé ou de la mère. Les nanorobots permettront d'atteindre un taux de réussite de 100 %, car ils peuvent fournir un meilleur accès à la zone requise en induisant un traumatisme minimal.[45]

Pour soigner les maladies de la peau, on pourrait utiliser une crème contenant des nanorobots. Elle pourrait enlever la bonne quantité de peau morte, éliminer les huiles en excès, ajouter les huiles manquantes, appliquer les bonnes quantités de composés hydratants naturels, atteindre l'objectif insaisissable du "nettoyage en profondeur des pores" en pénétrant réellement dans les pores et en les nettoyant. Renforcer le système immunitaire en repérant et en neutralisant les bactéries et les virus indésirables. Lorsqu'un envahisseur est identifié, il peut être perforé, laissant son contenu se répandre et mettant fin à son efficacité. Si le contenu est connu pour être dangereux en soi, la machine immunitaire peut le retenir assez longtemps pour le démanteler plus complètement. Dans la circulation sanguine, elle peut enlever/dissoudre les dépôts artériosclérotiques, élargir les vaisseaux sanguins affectés, restaurer les parois et les revêtements des artères en s'assurant que les bonnes cellules et les structures de soutien sont aux bons endroits. Cela permettrait d'éviter la plupart des crises cardiaques.[49]

FIGURE 19 : Nanorobots dentaires[50]

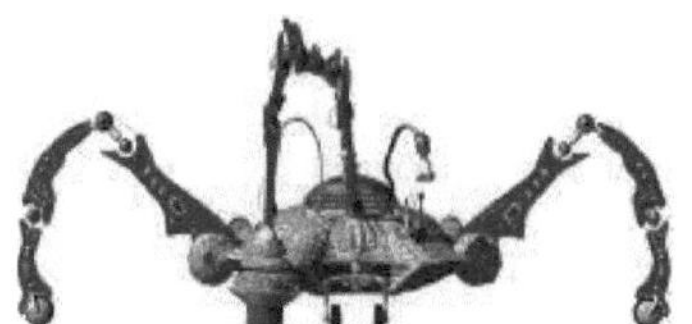

THÉRAPIE DU CANCER

Le cancer est l'une des principales causes de morbidité et de mortalité dans le monde et devrait être la principale cause de décès dans les décennies à venir. Malgré les progrès et les recherches approfondies sur de nouvelles approches, les traitements actuels se limitent toujours à la chirurgie, à la radiothérapie, à la chimiothérapie et à l'immunothérapie. Dans la plupart des cas, l'échec du traitement est lié à la résistance aux médicaments, à des problèmes pharmacologiques ou de toxicité. L'utilisation de nanocarriers permet d'augmenter l'indice thérapeutique et les concentrations de médicaments dans les tissus tumoraux, et peut améliorer l'efficacité des traitements actuels en offrant des caractéristiques pharmacocinétiques supérieures. L'allongement du temps de circulation sanguine, l'absorption cellulaire, le volume de distribution et la demi-vie sont des facteurs importants pour améliorer la fenêtre thérapeutique, le succès clinique et la possibilité d'améliorer la survie des patients atteints de cancer.

Les progrès de la nanotechnologie devraient servir de base à la mise au point de nouvelles thérapies et à de vastes applications des méthodes de diagnostic du cancer. Les facteurs clés dans le choix des biomatériaux sont la biocompatibilité, la biodégradabilité, la sécurité et la facilité d'assemblage dans les structures présentant les caractéristiques souhaitées.[47]

Matsumura, Maeda et leurs collègues ont observé une accumulation accrue de nanoparticules dans le site de la tumeur en raison de la structure altérée du système vasculaire de la tumeur. Les vaisseaux sanguins des tumeurs sont différents des vaisseaux sanguins normaux en raison d'une architecture anormale et non étanche. L'altération de la régulation dans les vaisseaux sanguins entraîne un "effet de perméabilité et de rétention accrues (EPR)". La réduction du drainage lymphatique, la taille des fenestrations et des espaces entre les cellules endothéliales, qui varie d'un cas à l'autre, de 200 à 800 nm, contrairement à l'endothélium normal avec des pores de 5 à 10 nm, contribuent à l'effet EPR. Cet effet est devenu une caractéristique de la vasculature des tumeurs solides, conduisant à une accumulation accrue de nanoparticules dans le site de la tumeur en raison du "ciblage passif". Certaines tumeurs sont difficiles à atteindre en raison de l'absence d'effet RPE, et la perméabilité des vaisseaux sanguins peut ne pas être identique dans une même tumeur. Pour surmonter ces limitations, les nanoparticules sont conçues pour se lier à des cibles spécifiques (ciblage actif) grâce à des ligands qui reconnaissent des récepteurs particuliers dans les cellules cibles.

Différents récepteurs à la surface des cellules tumorales ont été étudiés comme sites potentiels pour parvenir à une délivrance sélective. La surface des nanoparticules peut être modifiée pour fixer des ligands de récepteurs spécifiques. Les nanoparticules reconnaissent leurs cibles et s'y lient, puis sont absorbées par endocytose médiée par les récepteurs. Une fois internalisé, le médicament ou la charge utile est libéré dans le cytoplasme ou le noyau. Ces ligands récepteurs peuvent être des peptides, des vitamines, des anticorps, des glucides. Par exemple, la surexpression des récepteurs de la transferrine et des folates dans certaines tumeurs a été exploitée pour délivrer des nanoparticules conjuguées à leurs ligands spécifiques. Un autre exemple est l'intégrine ab3, qui est surexprimée dans un large éventail de tumeurs et dans l'endothélium angiogène associé aux tumeurs, et qui est largement absente dans les tissus normaux. Depuis lors, l'intégrine ab3 et l'intégrine ab5, qui lui est étroitement apparentée, font l'objet d'études approfondies, notamment en utilisant le tripeptide cyclique Arg-Gly-Asp (RGD) qui est reconnu par ces deux intégrines. Ainsi, cette reconnaissance est utilisée pour le ciblage actif dans les formulations de nanoparticules.

Par exemple, Han et al. ont récemment rapporté que l'administration de nanoparticules de chitosane conjuguées au RGD a conduit à une augmentation de l'absorption tumorale et à une activité antitumorale accrue dans des modèles de cancer ovarien. En outre, une variété d'agents de ciblage tels que les anticorps monoclonaux (mAbs) et les acides nucléiques (aptamères) sont également utilisés pour améliorer l'absorption tumorale des nanoparticules. L'utilisation des AcM pour le ciblage dans la thérapie du cancer a été décrite pour la première fois par Warenius et al. en 1981. Des AcM largement utilisés et approuvés en clinique, tels que le rituximab (Rituxan), qui est dirigé contre le CD20, est approuvé pour le traitement du lymphome non hodgkinien ; le trastuzumab (Herceptin), qui reconnaît le récepteur HER2/neu, est utilisé pour le traitement du cancer du sein ; et le bevacizumab, qui reconnaît le récepteur VEGF, est approuvé comme inhibiteur de l'angiogenèse dans le cancer colorectal.[47]

La petite taille des nanoparticules leur confère des propriétés qui peuvent être très utiles en oncologie, notamment en imagerie. Les points quantiques (nanoparticules dotées de propriétés de confinement quantique, comme l'émission de lumière réglable en taille), utilisés conjointement avec l'IRM (imagerie par résonance magnétique), peuvent produire des images exceptionnelles des sites tumoraux. Ces nanoparticules sont beaucoup plus lumineuses que les colorants organiques et ne nécessitent qu'une seule source de lumière pour leur excitation. Cela signifie que l'utilisation de points quantiques fluorescents peut servir de produit de contraste. L'inconvénient, cependant, est que les points quantiques sont généralement composés d'éléments toxiques.[38]

Une autre propriété des nanoparticules, le rapport surface/volume élevé, permet de fixer de nombreux groupes fonctionnels sur une nanoparticule, qui peuvent rechercher et se lier à certaines cellules tumorales. En outre, la petite taille des nanoparticules (10 à 100 nanomètres) leur permet de s'accumuler préférentiellement au niveau de la tumeur (car les tumeurs ne disposent pas d'un système de drainage lymphatique efficace). Une question de recherche très intéressante est de savoir comment faire en sorte que ces nanoparticules d'imagerie fassent plus pour le cancer. Par exemple, est-il possible de fabriquer des nanoparticules multifonctionnelles qui détecteraient et imageraient une tumeur avant de la traiter ? Cette question fait l'objet d'une étude approfondie, dont la réponse pourrait façonner l'avenir du traitement du cancer. Un nouveau traitement prometteur du cancer, qui pourrait un jour remplacer la radiothérapie et la chimiothérapie, se rapproche des essais sur l'homme. La thérapie par radiofréquence de Kanzius fixe des nanoparticules microscopiques aux cellules cancéreuses, puis "cuisine" les tumeurs à l'intérieur du corps à l'aide d'ondes radio qui ne chauffent que les nanoparticules et les cellules (cancéreuses) adjacentes.[39]

Des puces de test contenant des milliers de nanofils, capables de détecter les protéines et autres biomarqueurs laissés par les cellules cancéreuses, pourraient permettre de détecter et de diagnostiquer le cancer à un stade précoce à partir de quelques gouttes de sang d'un patient.

Le point de départ de l'utilisation de l'administration de médicaments repose sur trois faits :

a) une encapsulation efficace des médicaments,

b) la délivrance réussie desdits médicaments à la région ciblée du corps et,

c) la libération réussie de ce médicament à cet endroit.[39]

Des chercheurs de l'université Rice, sous la direction du professeur Jennifer West, ont démontré l'utilisation de nanocoques de 120 nm de diamètre recouvertes d'or pour tuer des tumeurs cancéreuses chez la souris. Les nanocoquilles peuvent être ciblées pour se lier aux cellules cancéreuses en conjuguant des anticorps ou des peptides à la surface des nanocoquilles. En irradiant la zone de la tumeur avec un laser infrarouge, qui traverse la chair sans la chauffer, l'or est suffisamment chauffé pour provoquer la mort des cellules cancéreuses.

En outre, John Kanzius a inventé une machine radio qui utilise une combinaison d'ondes radio et de nanoparticules de carbone ou d'or pour détruire les cellules cancéreuses. Les nanoparticules de séléniure de cadmium (points quantiques) brillent lorsqu'elles sont exposées à la lumière ultraviolette. Lorsqu'elles sont injectées, elles s'infiltrent dans les tumeurs cancéreuses. Le chirurgien peut voir la tumeur lumineuse et l'utiliser comme guide pour une ablation plus précise de la tumeur.[40]

Un scientifique, James Baker, de l'université du Michigan, pense avoir découvert un moyen très efficace et performant d'administrer des médicaments pour le traitement du cancer, qui soit moins nocif pour l'organisme environnant. Baker a mis au point une nanotechnologie capable de localiser puis d'éliminer les cellules cancéreuses. Il s'intéresse à une molécule appelée dendrimère. Cette molécule comporte plus de 100 crochets qui lui permettent de s'attacher aux cellules du corps à diverses fins. Baker fixe ensuite de l'acide folique à quelques-uns de ces crochets (l'acide folique, étant une vitamine, est reçu par les cellules de l'organisme). Les cellules cancéreuses possèdent plus de récepteurs de vitamines que les cellules normales, de sorte que le dendrimère chargé de vitamines de Baker sera absorbé par la cellule cancéreuse. Aux autres crochets du dendrimère, Baker place des médicaments anticancéreux qui seront absorbés avec le dendrimère dans la cellule cancéreuse, délivrant ainsi le médicament anticancéreux à la cellule cancéreuse et nulle part ailleurs (Bullis, 2006).[41]

Dans la thérapie photodynamique, une particule est placée dans le corps et est éclairée par une lumière provenant de l'extérieur. La lumière est absorbée par la particule et si la particule est métallique, l'énergie de la lumière va chauffer la particule et les tissus environnants. La lumière peut également être utilisée pour produire des molécules d'oxygène à haute énergie qui vont réagir chimiquement avec la plupart des molécules organiques voisines (comme les tumeurs) et les détruire. Cette thérapie est intéressante car elle ne laisse pas de "traînée toxique" de molécules réactives dans tout l'organisme (chimiothérapie), car elle est dirigée là où seule la lumière brille et où les particules existent. La thérapie photodynamique a le potentiel d'une procédure non invasive pour traiter les maladies, les excroissances et les tumeurs.[42]

Des nanoparticules de séléniure de cadmium (points quantiques) brillent lorsqu'elles sont exposées à la lumière ultraviolette. Lorsqu'elles sont injectées, elles s'infiltrent dans les tumeurs cancéreuses. Le chirurgien peut voir la tumeur lumineuse et l'utiliser comme guide pour une ablation plus précise de la tumeur.

Des puces de test contenant des milliers de nanofils, capables de détecter les protéines et autres biomarqueurs laissés par les cellules cancéreuses, pourraient permettre de détecter et de diagnostiquer le cancer à un stade précoce à partir de quelques gouttes de sang d'un patient.[49]

FIGURE 20 : Imagerie moléculaire et thérapie du cancer

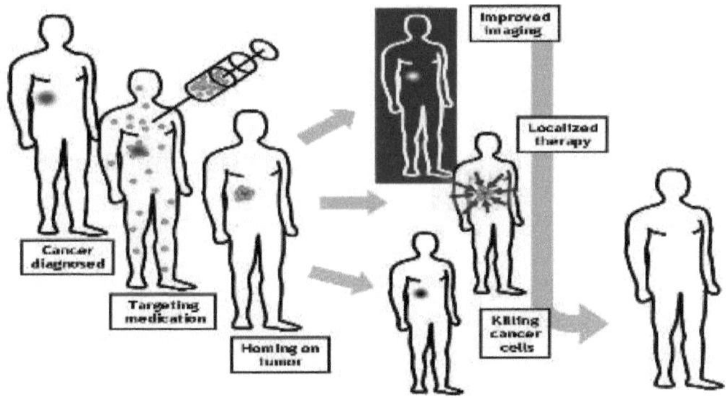

FIGURE 21 : destruction de cellules cancéreuses par des nanorobots[50]

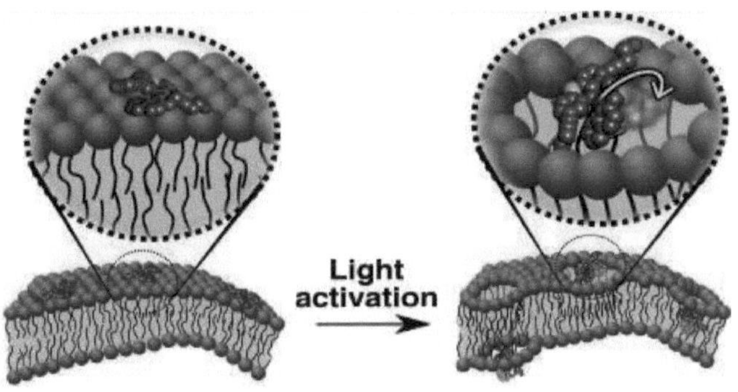

Les liposomes, les micelles polymères, les nanoparticules métalliques, les nanoémulsions, les dendrimères, les nanocoques d'or et les nanoparticules de carbone peuvent être internalisés dans les cellules par inhalation, ingestion ou exposition cutanée. Les nanomédicaments inhalés peuvent traverser l'épithélium des voies respiratoires pour pénétrer dans l'interstitium et accéder à la circulation sanguine directement ou par les voies lymphatiques. Successivement, la circulation sanguine transporte les nanomédicaments vers le SNC, le foie, les reins et d'autres organes. En outre, elles peuvent être ingérées directement ou, à défaut, les NP inhalées peuvent également arriver dans le tractus gastro-intestinal. Une fois que les nanomédicaments sont internalisés dans les cellules, ils peuvent induire une toxicité spécifique à un organe.[48]

FIGURE 22 : RISQUES DES NANOTECHNOLOGIES POUR LES PATIENTS ATTEINTS DE CANCER

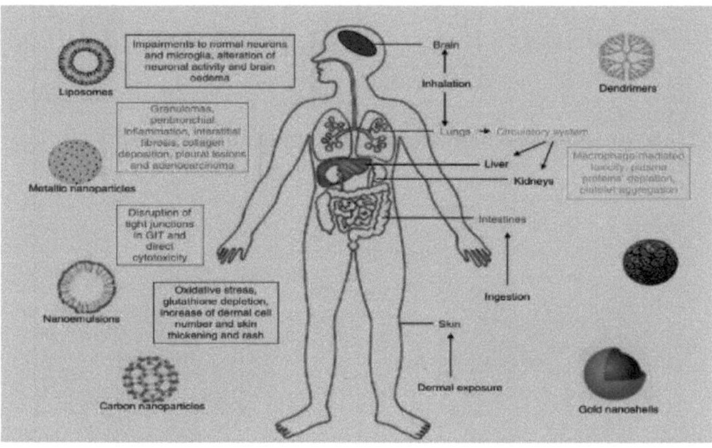

Figure 22. Illustration des voies d'exposition à plusieurs types de nanoparticules (NPs) et des effets indésirables associés.[48]

Nouveau capteur pour la détermination du pH

Le PH pourrait être utile pour déterminer si certaines tumeurs cancéreuses sont malignes ou non. Avec les méthodes actuelles, il faudrait retirer physiquement un morceau de la tumeur par biopsie - une procédure douloureuse et invasive - et l'évaluer visuellement au microscope. Le nano-pH-mètre pourrait être utilisé à la place comme une "biopsie optique" pour mesurer le pH à l'intérieur de la tumeur sans rien de plus invasif qu'une injection.[46]

IN VIVO/ THÉRAPIE

Les nanodispositifs médicaux sont d'abord injectés dans le corps humain, puis ils agissent sur un organe ou une masse tissulaire spécifique. Le médecin suivra la progression et s'assurera que les nanodispositifs ont atteint la bonne région cible du traitement. Le médecin souhaite pouvoir scanner une partie du corps et voir les nanodispositifs s'agglutiner autour de leur cible (une masse tumorale, etc.) afin de s'assurer de la réussite de la procédure. Le suivi des mouvements peut aider à déterminer la qualité de la distribution des médicaments ou la façon dont les substances sont métabolisées. Comme il est difficile de suivre un petit groupe de cellules dans tout le corps, les scientifiques ont utilisé des colorants pour les cellules. Ces colorants devaient être excités par une lumière d'une certaine longueur d'onde pour s'allumer. Comme les colorants de différentes couleurs absorbent différentes fréquences de lumière, il fallait autant de sources de lumière que de cellules. Une façon de contourner ce problème est d'utiliser des étiquettes luminescentes.

Ces étiquettes sont des points quantiques fixés à des protéines qui pénètrent les parois cellulaires. La taille des points peut être aléatoire, ils peuvent être constitués d'un matériau bio-inerte et ils présentent la propriété à l'échelle nanométrique selon laquelle la couleur dépend de la taille. Ainsi, les tailles sont sélectionnées de manière à ce que la fréquence de la lumière utilisée pour rendre fluorescent un groupe de points quantiques soit un multiple pair de la fréquence requise pour rendre incandescent un autre groupe.[42]

INTERFACES NEURO-ÉLECTRONIQUES

Les interfaces neuro-électroniques sont un objectif visionnaire portant sur la construction de nanodispositifs qui permettront de relier les ordinateurs au système nerveux. Cette idée nécessite la construction d'une structure moléculaire qui permettra le contrôle et la détection des impulsions nerveuses par un ordinateur externe.

Les ordinateurs seront capables d'interpréter, d'enregistrer et de répondre aux signaux que le corps émet lorsqu'il ressent des sensations. La demande de telles structures est énorme car de nombreuses maladies impliquent la dégradation du système nerveux (SLA et sclérose en plaques). De même, de nombreuses blessures et accidents peuvent altérer le système nerveux, entraînant des dysfonctionnements et la paraplégie. Si les ordinateurs pouvaient contrôler le système nerveux par le biais d'une interface neuro-électronique, les problèmes qui affectent le système pourraient être maîtrisés afin de surmonter les effets des maladies et des blessures.[49]

MACHINES À RÉPARER LES CELLULES

Grâce aux médicaments et à la chirurgie, les médecins ne peuvent qu'encourager les tissus à se réparer eux-mêmes. Avec les machines moléculaires, les réparations seront plus directes. La réparation des cellules utilisera les mêmes tâches que celles que les systèmes vivants rendent déjà possibles. L'accès aux cellules est possible car les biologistes peuvent planter des aiguilles dans les cellules sans les tuer. Ainsi, les machines moléculaires sont capables d'entrer dans la cellule. En outre, toutes les interactions biochimiques spécifiques montrent que les systèmes moléculaires peuvent reconnaître d'autres molécules au toucher, construire ou reconstruire chaque molécule d'une cellule et désassembler les molécules endommagées. Enfin, les cellules qui se répliquent prouvent que les systèmes moléculaires peuvent assembler tous les systèmes présents dans une cellule. Par conséquent, puisque la nature a démontré les opérations de base nécessaires pour effectuer une réparation cellulaire au niveau moléculaire, à l'avenir. On construira des systèmes basés sur des nanomachines capables de pénétrer dans les cellules, de détecter les différences avec les cellules saines et d'apporter des modifications à leur structure.

Des nano-ordinateurs seront nécessaires pour guider ces machines. Ces ordinateurs dirigeront les machines pour examiner, démonter et reconstruire les structures moléculaires endommagées. Les machines de réparation seront capables de réparer des cellules entières en travaillant structure par structure. Puis, en travaillant cellule par cellule et tissu par tissu, des organes entiers pourront être réparés. Enfin, en travaillant organe par organe, le corps retrouve la santé.[42]

INGÉNIERIE TISSULAIRE ET NANOTECHNOLOGIE

L'ingénierie tissulaire, en tant que domaine émergent et en pleine expansion, a fait l'objet d'une grande attention. L'objectif ultime de l'ingénierie tissulaire en tant que concept de traitement est de remplacer ou de restaurer la structure anatomique et la fonction de tissus ou d'organes endommagés, blessés ou manquants à la suite d'une blessure ou d'un processus pathologique, en combinant des biomatériaux, des cellules ou des tissus, des molécules biologiquement actives et/ou en stimulant les forces mécaniques du microenvironnement tissulaire.[53]

Les biomatériaux sont façonnés en échafaudages tridimensionnels pour fournir un support mécanique et guider la croissance des cellules dans de nouveaux tissus ou organes. Les échafaudages doivent être très poreux pour permettre l'ensemencement des cellules à des densités élevées et, lors de l'implantation dans le corps, pour faciliter l'infiltration et la formation d'un grand nombre de vaisseaux sanguins pour l'approvisionnement en nutriments des cellules transplantées et l'élimination des déchets. La matrice extracellulaire déposée par les cellules confère les propriétés physiques, mécaniques et fonctionnelles du tissu ou de l'organe.

Jusqu'à présent, la plupart des études sur l'ingénierie tissulaire se sont concentrées sur l'étude des structures de niveau macro (par exemple, les structures supercellulaires > 100 μm et les structures cellulaires > 10 μm) pour construire la morphologie brute essentielle et générer des systèmes d'organes de taille réelle. Cependant, pour concevoir les unités fonctionnelles du tissu, il faut construire non seulement les structures supercellulaires et cellulaires, mais aussi les structures subcellulaires (0,1-10 µm) et les nanostructures (1-100 nm) pour contrôler l'environnement cellulaire, les interactions cellule-molécule et les interactions cellule-cellule. Il est tout à fait évident que la fonction complète des tissus et des organes ne peut être récupérée sans reconstruire les ultrastructures du tissu lui-même.[52]

Applications de la nanotechnologie dans l'ingénierie tissulaire

Un échafaudage biomatériel crée un milieu au sein duquel les cellules reçoivent des instructions pour former un tissu ou un organe de manière très contrôlée. La principale fonction d'un échafaudage est de diriger les comportements cellulaires tels que la migration, la prolifération, la différenciation, le maintien du phénotype et l'apoptose, en facilitant la détection et la réponse à l'environnement via les communications cellule-matrice et cellule-cellule. Par conséquent, les caractéristiques physiques souhaitables des échafaudages de biomatériaux pour les applications d'ingénierie tissulaire comprennent une porosité élevée, une grande surface, une grande taille de pores et des structures poreuses interconnectées uniformément réparties dans toute la matrice. En outre, l'échafaudage doit fournir des signaux spatiaux pour moduler l'organisation des cellules ainsi que celle de la matrice extracellulaire qui en est issue.

Grâce aux nanotechnologies, il est possible de manipuler les échafaudages de biomatériaux aux niveaux atomique, moléculaire et macromoléculaire et de les transformer en structures géométriques et topologiques spécifiques à l'échelle de 1 à 100 nm. La création d'échafaudages pour l'ingénierie tissulaire à l'échelle nanométrique peut conférer au matériau de nouvelles propriétés imprévisibles, telles que des propriétés mécaniques (plus fortes), physiques (plus légères et plus poreuses), optiques (émission optique réglable), chromatiques, de réactivité chimique (plus active ou moins corrosive), électroniques (plus conductrice d'électricité) ou magnétiques (superparamagnétiques), et peut également apporter de nouvelles fonctionnalités, qui ne sont pas disponibles à l'échelle micro ou macro.

L'utilisation de la nanotechnologie pour la fabrication d'échafaudages présente d'autres avantages, notamment : l'amélioration de la biocompatibilité, l'amélioration du guidage par contact, la réduction de la friction et donc de l'usure pour les applications articulaires, la réduction de la nécessité d'une chirurgie de révision, la modification des caractéristiques physiques ou chimiques de l'échafaudage et la promotion de la croissance des tissus autour de l'implant. Par exemple, on a découvert que la nanosculpture de la surface de ces échafaudages peut stimuler la croissance cellulaire ; les cellules suivent rapidement les traces gravées à l'échelle nanoscopique, ce qui permet de remplir plus rapidement la matrice avec les cellules ou les tissus requis. Plus important encore, certaines fonctions tissulaires spécifiques complexes ne peuvent pas être facilement reproduites avec des échafaudages à macro-résolution.

Les échafaudages de précision à l'échelle nanométrique peuvent être construits de trois manières, à savoir atome par atome, molécule par molécule (également appelé top-down), ou par auto-assemblage (également appelé auto-organisation ou bottom-up). La méthode descendante consiste à fabriquer des nanodispositifs du micro-niveau au nano-niveau, par exemple en dépouillant une particule de virus pour former une cage virale, tandis que la méthode ascendante consiste à obtenir des nanodispositifs à partir d'atomes et de petites molécules à un niveau inférieur au nano-niveau, par exemple en construisant des architectures supermoléculaires à partir de petites molécules uniques, voire d'un seul atome.[51]

La nanotechnologie pour déboucher les artères obstruées

Les patients cardiaques sont prêts à bénéficier de la nanotechnologie en utilisant cette technologie pour déboucher les artères bouchées et obstruées à l'aide de lasers. La nanotechnologie couplée aux machines laser a également contribué à réduire les effets secondaires attribués au laser. En effet, le laser laisse parfois des résidus qui ont tendance à se durcir au fil du temps. Les patients souffrant de problèmes artériels dus au diabète, au tabagisme ou à d'autres conditions sont soumis à cette procédure chirurgicale.

FIGURE 23 : Nanorobots grignotant les dépôts athérosclérotiques dans les vaisseaux sanguins [50]

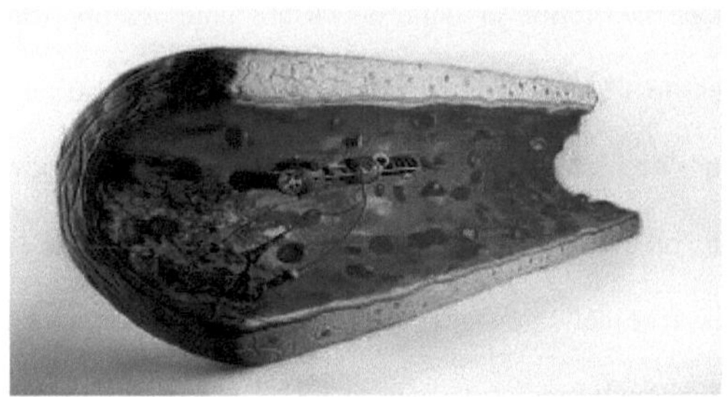

Dans les cas extrêmes, les artères endommagées peuvent conduire à la gangrène ou à des conditions débilitantes. Les nanotechnologies se sont avérées efficaces pour déboucher les artères obstruées et minimiser les effets secondaires de la thérapie au laser.[49]

La nanotechnologie au service de la croissance des os

Des scientifiques de Singapour ont mis au point un nouveau biocomposite à l'échelle nanométrique qui permettra d'imiter l'architecture de la matrice extracellulaire. À cette fin, la technique de l'électrospinnine a été utilisée pour fabriquer des échafaudages nanofibreux biocomposites en polycaprolactone/nanohydroxyapatite/collagène qui offrent un support mécanique et permettent la croissance d'ostéoblastes fœtaux humains. Cet échafaudage offrirait une intégrité structurelle dans l'organisme et finirait par se décomposer en laissant derrière lui un néo-tissu qui contribuerait à la réparation des tissus et organes malades.[51]

CHAPITRE 6

LES NANOTECHNOLOGIES DANS LES SCIENCES DENTAIRES

Les applications de la nanodentisterie peuvent être classées comme suit

- La nanodentisterie comme approche ascendante

- La nanodentisterie comme approche descendante

La nanodentisterie comme approche ascendante[8]

- Induction de l'anesthésie

- Cure d'hypersensibilité

- Réparation des dents

- Dentifrice nanorobotique (dentifrobots)

- Nanorobots orthodontiques

La nanodentisterie comme approche descendante[8]

- Composites nanoporeux chargés de silice

- Nanoadhésif-POSS4

- Fibres de nano oxyde d'aluminium - Nanoceram3

- Des diagnostics salivaires alimentés par les nanotechnologies.

- Nano-aiguilles

- Matériaux de remplacement osseux nanométriques.

- Nanotechnologie pour les composites dentaires

- Nanotechnologie pour le ciment verre ionomère

- Technologie nano-céramique

- Nanotechnologie pour les matériaux d'impression

LES NANOTECHNOLOGIES DANS LE DOMAINE DU DIAGNOSTIC

Le nanodiagnostic est défini comme l'application des nanotechnologies au diagnostic d'un dysfonctionnement et/ou d'une maladie chez l'homme, au stade le plus précoce possible, idéalement au niveau d'une seule cellule.[53]

Les nanoparticules ont le potentiel d'être de nouvelles sondes intravasculaires ou cellulaires à des fins diagnostiques (imagerie) et thérapeutiques (administration de médicaments/gènes), ce qui devrait générer des innovations et jouer un rôle essentiel en médecine. L'administration de médicaments/gènes spécifiques à une cible et le diagnostic précoce dans le traitement du cancer constituent l'un des domaines de recherche prioritaires du nanodiagnostic.[54]

Les différents nanomatériaux utilisés pour développer des tests de diagnostic rapide basés sur les nanotechnologies sont les nanoparticules métalliques, les points quantiques (QDs), les nanosphères de silice, les nanoparticules magnétiques, les nanotubes de carbone (CNTs), les nanofils de silicium (SiNWs), les nanopores, le graphène, les surfaces nanostructurées et les films métalliques. Le nanodiagnostic permettra de développer les technologies de diagnostic et de surveillance au point de service (POC). Les nanobiocapteurs et les microréseaux de biocapteurs peuvent créer des systèmes de biopuces et des plateformes microfluidiques qui sont les nanofabrications les plus utilisées pour les tests de diagnostic rapide. Ces nanoplateformes sont construites pour la détection rapide de maladies ou de biomolécules/marqueurs spécifiques de pathogènes, tels que l'ADN, les protéines, les cellules entières (par exemple, les cellules tumorales circulantes). La fabrication de dispositifs portabes à petite échelle avec l'incorporation de nanostructures offrira de nombreux avantages dans la détection précoce de diverses maladies et infections menaçant la santé par des agents pathogènes, ainsi que dans la sélection et le suivi des traitements. L'utilisation de nanostructures dans les diagnostics in vitro permet d'augmenter la sensibilité et la spécificité requises dans la pratique clinique, de réduire le coût et la durée des tests et de mettre en place des plates-formes microfluidiques portables adaptées aux environnements à ressources limitées. Le nanodiagnostic est utilisé pour des tests rapides de détection d'agents pathogènes, pour la gestion du cancer et pour la surveillance du glucose dans le cadre de la gestion du diabète.[53]

Le diagnostic basé sur les nanotechnologies offre de grandes possibilités telles que

1.   Test de diagnostic rapide, potentiellement dans le cabinet du médecin ou au chevet du patient, pour le diagnostic initial et la sélection du traitement et le suivi du traitement chez le médecin/à l'hôpital ou même à domicile.

2.   La détection précoce de plusieurs maladies en comparaison avec l'efficacité des techniques actuelles. La détection précoce est très importante car elle offre la possibilité d'un diagnostic précoce et davantage de possibilités thérapeutiques.[53]

Nanotechnologie sur puce ou nanofluidique

Une nanopuce est constituée de biomolécules intégrées ou de structures artificielles biologiquement actives dont la taille est inférieure à celle des cellules. La puce contient des microréseaux, qui sont des sites de minitest, sur une surface solide, ce qui permet d'effectuer plusieurs tests simultanément. Par conséquent, l'identification d'une signature moléculaire spécifique qui sera unique pour le diagnostic peut être réalisée grâce à des milliers de réactions biochimiques effectuées sur la nanobiopuce.

L'identification et la quantification d'une variété de molécules seront permises par la combinaison de nanotechnologies telles que les nanofluides et les nanobiocapteurs avec les biopuces, ce qui conduira à la génération de dispositifs de diagnostic in vitro basés sur des puces. Les structures nanofluidiques ont de petits conduits fluidiques qui sont automatiquement appliqués dans des situations où vous avez des quantités extrêmement petites de l'échantillon. Cela inclut le comptage Coulter, les séparations analytiques et les déterminations de biomolécules, telles que les protéines et l'ADN, ainsi que la manipulation facile d'échantillons de masse limitée. Les structures de laboratoire sur puce constituent l'un des outils les plus prometteurs de la nanofluidique.[53]

La pince optique est l'une des techniques de nano-manipulation, qui permet d'étudier les forces du pico-newton au femto-newton exercées sur des objets microscopiques. Avec le système de palpation cellulaire par l'utilisation de pinces optiques, un opérateur manipule une particule sonde qui touche un certain endroit d'une cellule et ressent la force de la cellule à travers un dispositif haptique, qui affiche la force calculée et générée dans un ordinateur. Cette technique peut être utilisée dans le diagnostic différentiel des excroissances tissulaires, des calculs, des kystes, des abcès, dans l'hépato et la splénomégalie.[54]

Les nanobilles magnétiques marquées à l'ADN peuvent servir de base polyvalente pour détecter pratiquement n'importe quelle protéine ou acide nucléique avec une sensibilité bien supérieure à celle des méthodes conventionnelles. Si cela s'avère être une propriété générale de ces systèmes, les diagnostics basés sur les nanoparticules pourraient permettre de transformer les biomarqueurs les plus rares en indicateurs diagnostiques ou pronostiques utiles.[54]

Les nanoplateformes dynamiques "intelligentes" ont le potentiel de changer la façon dont les maladies sont diagnostiquées, traitées et prévenues. L'extérieur de ces "nanocliniques" pourrait être recouvert d'anticorps monoclonaux spécifiques de marqueurs et de polyéthylèneglycol (PEG) pour protéger le dispositif de la détection par le système immunitaire. La matrice polymère de ces particules pourrait être chargée d'agents de contraste, qui offriraient une sensibilité accrue pour localiser avec précision le problème dans l'organisme, et divers types d'agents thérapeutiques, tels que des sensibilisateurs photodynamiques générateurs d'oxygène réactif qui seraient activés dès que la particule détecte une cellule maligne ou anormale, pourraient être développés.[54]

Détection des polymorphismes à un seul nucléotide

La technologie des nanoparticules Clear Read de Nanosphère permet une méthode basée sur les microréseaux pour le génotypage multiplex des polymorphismes mononucléotidiques (SNP) dans l'ADN génomique humain total sans avoir besoin d'amplifier la cible par PCR. Cette méthode directe de génotypage des SNP ne nécessite aucune enzyme et repose sur la haute sensibilité des sondes en nanoparticules d'or. La technologie Clear Read prend en sandwich un segment SNP de l'ADN cible entre deux séquences d'oligonucléotides pour augmenter la spécificité et la sensibilité de la détection. Un segment identifie toute mutation dans l'ADN et la sonde, une nanoparticule d'or hautement sensible, crée un signal fort indiquant avec précision la présence d'un SNP cible spécifique. Le format du test est simple, rapide et robuste, ce qui montre qu'il convient au profilage multiplex des SNP.[54]

Diagnostic de la tuberculose basé sur les biomatériaux

En Inde, pays où l'on estime que le nombre de cas de tuberculose est le plus élevé, les nanotechnologies peuvent jouer un rôle majeur dans la résolution de ce problème. Le principe de diagnostic de la déflexion nanomécanique du microcantilever due à l'adsorption des antigènes spécifiques de la tuberculose sur sa surface supérieure est utilisé pour le diagnostic de la tuberculose. La déviation du microcantilever sera mesurée en termes de changements piézorésistifs par l'implantation de bore au point d'ancrage. Le kit de microdiagnostic basé sur un système biomicroélectromécanique (BioMEMS) est hautement spécifique car des interactions biochimiques complémentaires ont lieu entre les antigènes de la tuberculose et les anticorps dirigés contre eux et immobilisés sur la surface supérieure du microcantilever. Cette technique permet de mesurer des antigènes jusqu'au niveau du picogramme.

Le "Identikit" de NanoLogix s'est révélé très prometteur pour détecter la présence d'une infection par le complexe Mycobacterium avium (MAC). La méthodologie permet une détection précoce de ces agents pathogènes dans les échantillons de crachats et de selles, ce qui permet un traitement avant que l'infection ne se propage dans l'organisme.[54]

Nanocapteurs pour la surveillance du glucose

Dans le cadre de la gestion du diabète, les patients doivent tolérer des prélèvements sanguins en tandem afin de surveiller la glycémie et donc de minimiser la possibilité d'hyper ou d'hypoglycémie. Il est donc essentiel de concevoir une approche de gestion pour la surveillance de la glycémie qui soit non invasive, rapide et sensible. L'utilisation des nanotechnologies pour la fabrication d'un test de diagnostic rapide et portable offre de nombreux avantages. Cependant, il est difficile de concevoir le test idéal, car le biocapteur idéal doit être petit, peu coûteux, simple à utiliser, précis dans ses mesures et bien sûr portable. En outre, ce test devra minimiser le volume de sang nécessaire pour le test et les contaminations possibles et assurer la précision de la mesure. Un biocapteur microfluidique implantable pourrait permettre une gestion plus précise de la surveillance du glucose et de l'administration d'insuline *in vivo*.[54]

Les nanotechnologies au service du diagnostic salivaire

La capacité de surveiller l'état de santé, l'apparition et la progression des maladies et les résultats des traitements par des moyens non invasifs est un objectif hautement souhaitable dans la promotion et la prestation des soins de santé. Le fluide buccal est un milieu parfait à explorer pour la surveillance de la santé et des maladies. Des biomarqueurs spécifiques associés à un état de santé ou de maladie et le développement de technologies capables de discriminer entre les biomarqueurs ont été identifiés.

Une initiative récente du National Institute of Dental and Craniofacial Research a créé une feuille de route pour atteindre ces objectifs en utilisant les fluides oraux comme moyen de diagnostic pour examiner l'état de santé et/ou de maladie des patients. Il s'agit d'une occasion idéale pour optimiser les biocapteurs salivaires de pointe afin d'obtenir des biomarqueurs salivaires permettant de distinguer les maladies.

Test du nanocapteur de fluide buccal

Le produit envisagé est appelé "Oral Fluid NanoSensor Test" (OFNASET). L'OFNASET est un système intégré portable, automatisé et facile à utiliser qui permettra la détection simultanée et rapide de plusieurs protéines salivaires et cibles d'acides nucléiques. Ce détecteur de biomarqueurs salivaires peut être utilisé dans le cabinet d'un dentiste ou d'un autre prestataire de soins de santé pour le dépistage et la détection de maladies au point de service.[55]

NANOTECHNOLOGIE ET MATÉRIAUX DENTAIRES

Nanotechnologie pour les composites dentaires

Depuis le développement des produits dentaires hybrides, la quête a été d'utiliser des particules de plus en plus petites, une quête motivée par l'observation que des particules plus petites entraîneraient un meilleur polissage. Du point de vue de la fabrication, cela s'est simplement traduit par des temps de fraisage de plus en plus longs, les grosses particules étant broyées pour obtenir de petites particules.[60]

Les particules de nanocharge peuvent être de deux types : les particules nanomériques (NM) et les nanoclusters (NC).

Les **particules nanomériques (NM)** sont des nanoparticules de silice monodispersées, non agrégées et non agglomérées, traitées avec du 3- méthacryloxypropyltriméthoxysilane, ou MPTS. Le MPTS, un matériau bifonctionnel connu sous le nom d'agent de couplage, contient une fonction ester de silice à une extrémité ou une liaison à la surface inorganique et un groupe méthacrylate à l'autre extrémité pour rendre la charge compatible avec la résine avant le durcissement afin d'éviter toute agglomération ou agrégation. Le MPTS permet également la liaison chimique de la charge NM à la résine, à la matrice pendant le durcissement.

Particules de nanoclusters (NCs) - La taille primaire des particules de cette charge NC varie de 2 à 20 nm, tandis que les particules agglomérées sphéroïdales ont une large distribution de taille, avec une taille moyenne des particules de 0,6 micro mètres.[61,62,63,64,65]

FIGURE 24 : Système nanocomposite Artiste [TM]

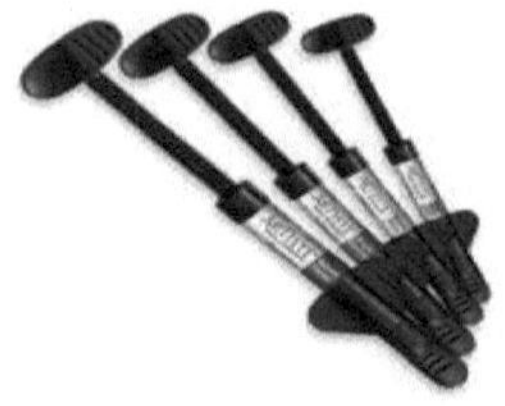

Nanoproduit : nanosolution

Les Nanosolutions produisent des nanoparticules uniques et dispersables, qui peuvent être ajoutées à divers solvants, peintures et polymères dans lesquels elles sont dispersées de manière homogène. L'adhésif Adper O Single Bond 2 incorpore 10 % en poids de particules de silice sphériques de 5 nm de diamètre grâce à un procédé qui empêche leur agglomération. En tant que particules discrètes, leur taille extrêmement réduite les maintient en suspension colloïdale.

Avantages :

- Une plus grande force de liaison avec la dentine et de meilleures performances

- Il n'est pas nécessaire d'agiter la bouteille car les nanoparticules sont stables, elles ne se regroupent pas et ne se déposent pas hors de la dispersion (à l'inverse, les charges plus importantes ont tendance à se déposer hors de la solution et ces adhésifs doivent être agités régulièrement avant utilisation). Ainsi, l'utilisation de la nanotechnologie dans les adhésifs garantit l'homogénéité et l'opérateur peut désormais être totalement sûr que l'adhésif est parfaitement mélangé à chaque fois.[11,66]

Nanosolution disponible dans le commerce

FIGURE 25 : Sceller et protéger DENTSPLY

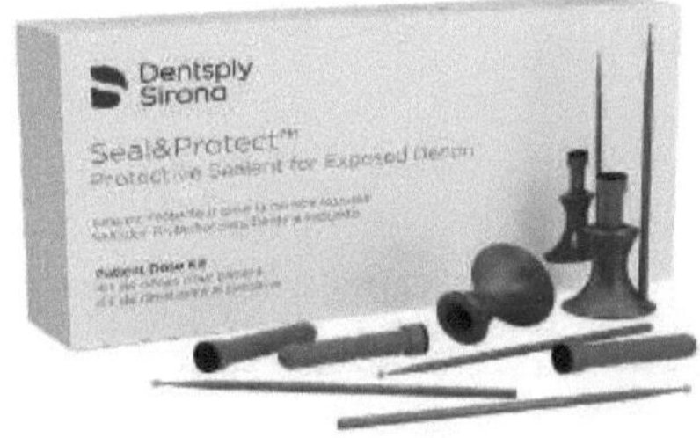

Technologie de la nano-céramique

Les nanoparticules de céramique organiquement modifiée comprennent un squelette de polysiloxane. La nature chimique du squelette de siloxane est similaire à celle du verre et de la céramique.

Les groupes méthacryliques sont fixés au squelette par des liaisons silicium-carbone. Ces particules de nano-céramique peuvent être décrites comme des particules hybrides inorganiques-organiques où la partie inorganique siloxane apporte la résistance et la partie organique méthacrylate rend les particules compatibles et polymérisables avec la matrice de résine. La bonne résistance à la propagation des microfissures pourrait être liée à l'effet de renforcement des particules de nano-céramique. Les fissures qui se propagent sont plus souvent réfléchies ou absorbées par les particules de nano-céramique.[67]

Les nanoparticules de céramique organiquement modifiée comprennent un squelette de polysiloxane. La nature chimique du squelette de siloxane est similaire à celle du verre et de la céramique.

Les groupes méthacryliques sont attachés au squelette par des liaisons silicium-carbone. Ces particules de nano-céramique peuvent être décrites comme des particules hybrides inorganiques-organiques où la partie inorganique siloxane apporte la résistance et la partie organique méthacrylique rend les particules compatibles et polymérisables avec la matrice de résine.

Indications pour l'utilisation

Restaurations directes de toutes les classes de cavités dans les dents antérieures et postérieures.

Contre-indications

Allergie connue aux résines méthacrylates ou à tout autre composant.

Nanocéramique disponible dans le commerce

FIGURE 26 : Nanocomposite

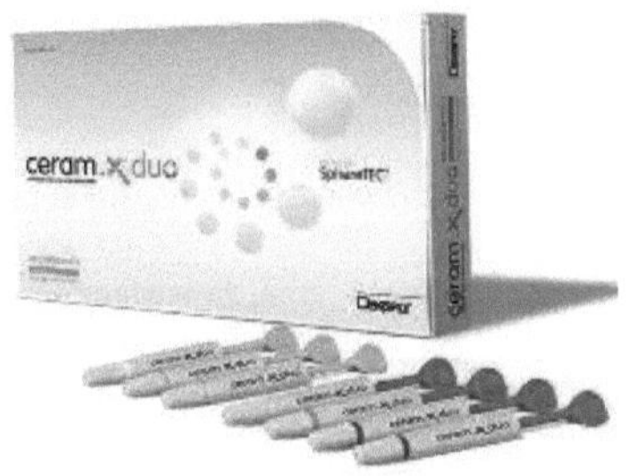

Nanotechnologie pour le ciment de verre Ionomère

Le produit de restauration en verre Ionomère à nanodurcissement par la lumière est composé de :

Système en deux parties

Pâte aqueuse (acide polyalcénoïque, résines réactives et nanocharges)

Pâte non aqueuse (verre FAS, résines réactives et nanocharges)

Contenu de la charge (69%)

27% de verre FAS (réactif aux acides et aux radicaux libres)

42% de nanocharges fonctionnalisées au méthacrylate (réactives aux acides et aux radicaux libres)

Réactions de durcissement et de fixation

Durcissement léger (requis)

Réaction à long terme du verre ionomère (eau, verre, charge ionomère, polyacide, monomères, initiateurs)[67]

GIC Nano Primer

Le Nano Primer est un liquide monocomposant, polymérisable à la lumière visible, spécialement conçu pour être utilisé avec le GIC Nano Restorative. Il est composé du copolymère Vitrebond, de HEMA, d'eau et de photo-initiateurs. Le primer est de nature acide. Sa fonction est de modifier la couche de smear et de mouiller adéquatement la surface de la dent pour faciliter l'adhésion du Nano restorative au tissu dur. Lors de l'utilisation, le Nano primer est appliqué sur la surface pendant 15 secondes, puis séché à l'air libre. Le primer est ensuite photopolymérisé pendant 10 secondes. Un séchage à l'air adéquat suivi d'une photopolymérisation du primer avant la mise en place du GIC Nano restorative assure l'adhésion à la structure de la dent. [67,68]

Restaurateur nano-Ionomère photopolymérisable Ketac[TM] N 100

FIGURE 27 : Distributeur de Nano GIC et Clicker [TM]

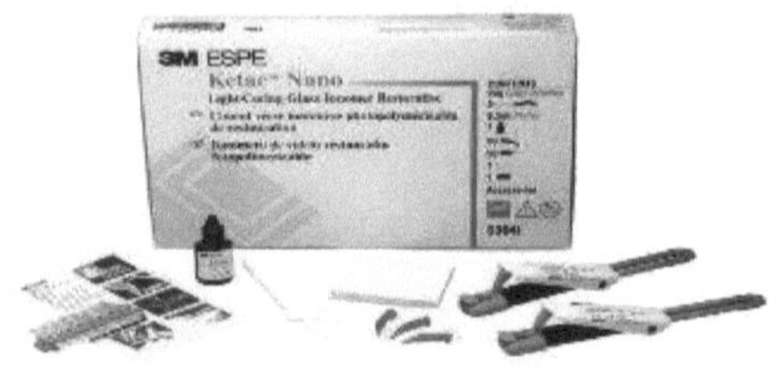

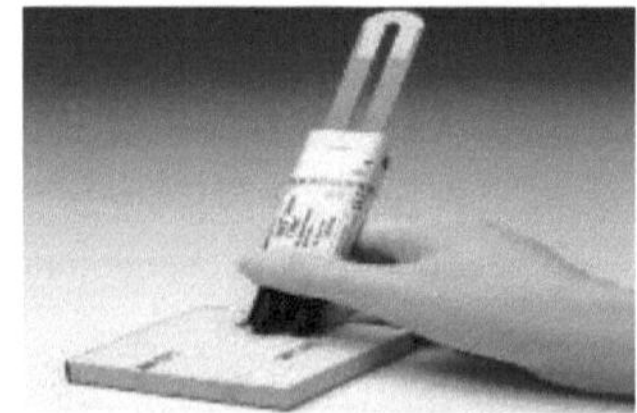

Nanotechnologie pour les matériaux d'empreinte

Des nanocharges sont intégrées dans le vinylpolysiloxane, produisant une addition unique de matériaux d'empreinte en siloxane. Ces matériaux présentent un meilleur écoulement, des propriétés hydrophiles améliorées et une meilleure précision des détails.[8,11]

FIGURE 28 : Matériau d'empreinte à prise rapide Plus correct

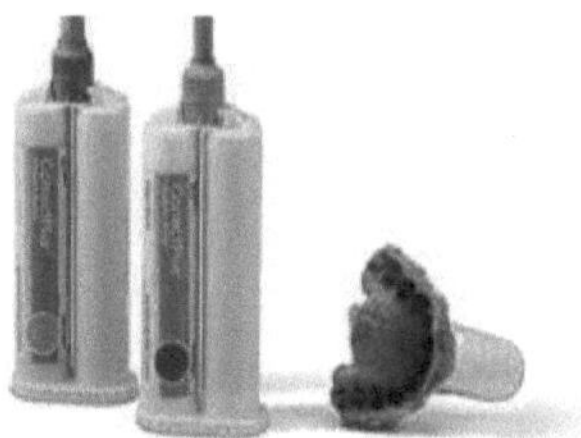

Formulé avec des charges nano-particulaires exclusives pour une performance accrue, le matériau pour empreintes Correct Plus Fast Set présente une résistance à la déchirure et une stabilité dimensionnelle exceptionnelles, coulée après coulée. Un faible angle de contact de 30° permet de réaliser des empreintes exceptionnellement détaillées et précises dans l'environnement buccal. Pour faciliter le coulage des modèles en pierre, Correct Plus Fast Set se dégaze en 15 minutes ou moins, assurant ainsi une performance optimale entre les mains du technicien de laboratoire.

Avantages du produit :

- 1 minute de temps de travail, 2 minutes de temps de réglage oral

• Faible angle de contact de 30° pour des empreintes précises et fiables dans l'environnement buccal

- Une résistance exceptionnelle à la déchirure garantit des impressions fiables

- Temps de dégazage réduit au minimum pour une coulée immédiate des modèles.

Nanoadhésif-POSS4

Les sesquioxanes   oligomères polyédriques (POSS) permettent de concevoir des additifs pour fabriquer des plastiques exceptionnellement légers, durables, résistants à la chaleur et respectueux de l'environnement. Les POSS combinent des matériaux organiques et inorganiques dans des molécules d'un diamètre moyen de 1,5 nanomètre. Ils peuvent être utilisés comme additifs ou comme substituts des plastiques traditionnels. Les applications actuelles des POSS comprennent les adhésifs dentaires dans lesquels une résine renforcée fournit une interface solide entre les dents et le matériau de restauration.[66]

Fibres de nano oxyde d'aluminium - Nanoceram3

Les fibres d'oxyde d'aluminium nanostructurées apportent une résistance accrue et des performances améliorées aux métaux, plastiques, polymères et matériaux composites. Cette nouvelle fibre, appelée nanocéram, représente une avancée majeure dans le domaine des fibres céramiques. L'avantage décisif de la technologie de la fibre est son diamètre ultra petit de 2 nanomètres avec une surface élevée de 300-600 m2/g. La diffraction des rayons X montre que les fibres sont principalement constituées de boehmite (AlOOH) avec des phases mineures d'alumine gamma et d'Al(OH)3.

Le grand nombre de groupes hydroxyle disponibles sur les nanofibres génère une charge positive dans la solution aqueuse de sorte qu'elle attire et retient les particules chargées négativement, notamment les bactéries, les virus, les colloïdes organiques et inorganiques et les macromolécules chargées négativement.[67]

LES NANOTECHNOLOGIES DANS LA DENTISTERIE PRÉVENTIVE

Cure d'hypersensibilité

L'hypersensibilité dentaire est un autre phénomène pathologique qui pourrait faire l'objet d'un traitement nanodentaire. L'hypersensibilité dentinaire peut être causée par des changements de pression transmis de manière hydrodynamique à la pulpe. Il existe de nombreux agents thérapeutiques pour cette affection douloureuse courante qui procurent un soulagement temporaire, mais les nanorobots dentaires reconstructeurs pourraient occlure de manière sélective et précise des tubules sélectionnés en quelques minutes, en utilisant des matériaux biologiques natifs, offrant ainsi aux patients un traitement rapide et permanent.[69]

Réparation des dents

Les techniques nanodentaires de réparation des dents majeures peuvent évoluer en passant par plusieurs étapes de développement technologique, en utilisant d'abord le génie génétique, le génie tissulaire et la régénération des tissus, puis en faisant pousser de nouvelles dents entières in vitro et en les installant. Enfin, la fabrication et l'installation par nanorobotique d'une dent de remplacement entière biologiquement autologue, comprenant à la fois des composants minéraux et cellulaires - par exemple, une thérapie de remplacement complet de la dentition.[70]

FIGURE 29 : Prophylaxie orale par nanorobots[50]

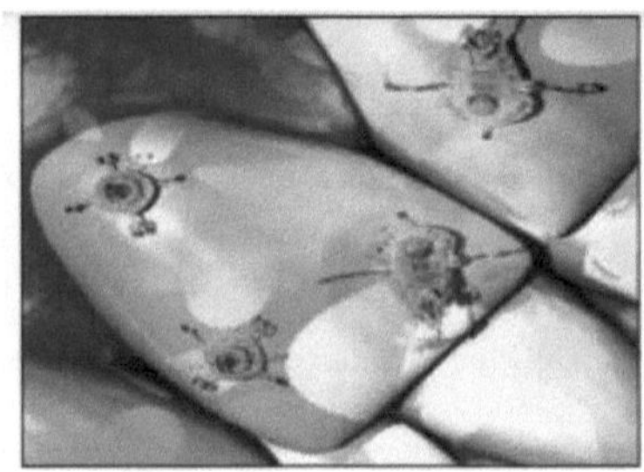

FIGURE 30 : Préparation et restauration de la cavité par des nanorobots[50]

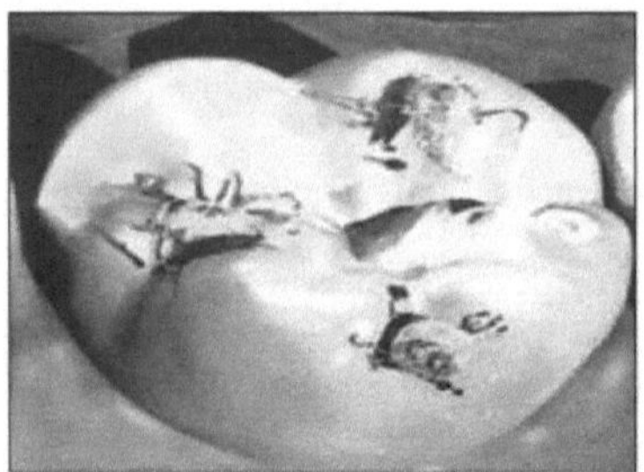

<u>LA NANOTECHNOLOGIE DANS L'INGÉNIERIE DES TISSUS DENTAIRES</u>

La Dent :

La dent elle-même est une structure cranio-faciale qui fait l'objet d'études intensives en ingénierie tissulaire. La couche externe de l'émail est composée à près de 95 % de minéraux, la structure la plus dure de l'organisme. Au cours de ses phases de formation, l'émail est constitué d'une matrice protéique qui forme le cadre du dépôt de minéraux. Les protéines de la matrice ont été identifiées et clonées et les scientifiques espèrent maintenant utiliser ces connaissances pour reproduire le processus naturel de formation de l'émail. L'amélogénine, produite par des

104

cellules spécialisées appelées améloblastes, est la principale protéine de l'émail, constituant environ 90 % du matériau de la matrice. On pense que l'amélogénine joue un rôle dans le développement de l'émail en stabilisant les cristaux d'émail nouvellement formés et en induisant leur croissance ultérieure. Outre l'amélogénine, d'autres protéines, comme la tufteline et l'améloblastine, jouent un rôle indéterminé dans la formation de l'émail. Il existe des preuves irréfutables que la formation de l'émail commence au bord extérieur de la couche dentinaire, à la jonction dentine-émail. Des rubans de cristallites s'élèvent de la dentine et sont séparés par des globules, ou nanosphères, d'amélogénine. Les nanosphères semblent s'enrouler en spirale autour des cristallites en croissance, pour finalement se dégrader et disparaître au fur et à mesure que les rubans de cristallites se fondent dans l'émail solide. Le secret pour reproduire ce processus consiste peut-être à isoler les cellules progénitrices qui contrôlent le processus de minéralisation et à les placer dans un environnement tridimensionnel ensemencé avec les molécules de signalisation nécessaires. NIDCR (National institute of dental and craniofacial research) et de créer une nouvelle biocéramique qui rendra obsolètes les matériaux de restauration actuels.

FIGURE 31 : Echafaudage en nanofibres

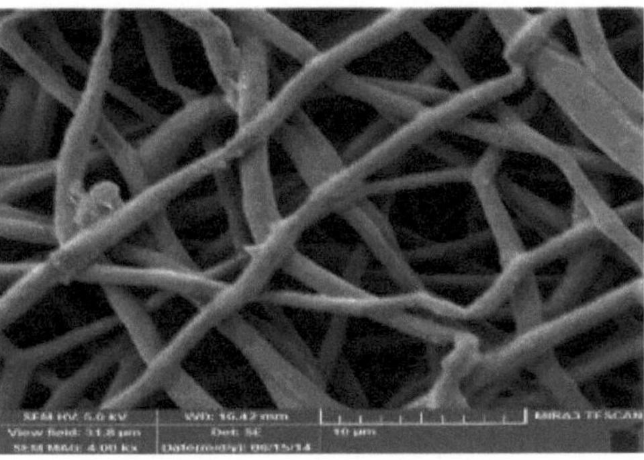

L'amélogénine est également impliquée dans la formation de la couche de cément de la dent, qui se trouve le long de la surface de la racine. Le cément n'est pas aussi dur que l'émail et contient généralement moins de minéraux et plus de collagène. C'est dans le domaine de la régénération du cément que les plus grandes avancées en matière d'ingénierie tissulaire dentaire ont été réalisées. Un produit à base d'amélogénine, appelé Emdogain, a été développé en Suède et est actuellement utilisé aux États-Unis, en Europe et au Canada. Emdogain est basé sur une formule utilisant une amélogénine porcine comme composant actif, mélangée à un support de polypropylène glycol alginate (PGA), un matériau visqueux utilisé par l'industrie alimentaire comme épaississant.

Dans les essais sur l'homme, Emdogain a stimulé la formation non seulement de nouveau cément, mais aussi d'un nouvel os de la mâchoire et du ligament parodontal intermédiaire. On pense que l'amélogénine contenue dans Emdogain pourrait être le stimulus qui incite les cellules souches du ligament parodontal à se diviser et à se différencier, et à produire les protéines supplémentaires nécessaires à la régénération du parodonte.

Un modèle hypothétique pour la biominéralisation de l'émail dentaire

1.   Les amélogénines sont synthétisées et sécrétées par les cellules améloblastiques.

2.   Les molécules d'amélogénine s'assemblent en structures nanosphériques d'environ 20 nm de diamètre avec une surface anionique (chargée négativement).

3.   Les nanosphères interagissent électrostatiquement avec les surfaces allongées des cristalites d'émail, agissant comme des espaceurs de 20 nm qui empêchent les fusions cristal-cristal. Des enzymes (protéinase 1) finissent par éliminer par digestion la surface chargée des nanosphères, produisant des nanosphères hydrophobes qui s'assemblent et stabilisent les cristallites en croissance.

4.   Enfin, d'autres enzymes (Protéinase-2) dégradent les nanosphères hydrophobes, générant des fragments d'amélogénine et d'autres produits non identifiés (?), qui sont résorbés par les améloblastes.

5.   Au fur et à mesure que la protection de la nanosphère d'amélogénine est retirée, les cristallites s'épaississent et peuvent finalement fusionner en un émail mature.

Un canal radiculaire biomimétique ?

Des progrès ont également été réalisés au niveau de la structure interne de la dent - la dentine et la pulpe. Les caries qui détruisent la couche d'émail résistante de la dent peuvent également progresser dans la couche plus profonde de la dentine et même dans la pulpe. La pulpe dentaire est la structure la plus interne de la dent, constituée de tissu conjonctif, de nerfs et de vaisseaux sanguins. La dentine sus-jacente est produite par des cellules spécialisées, appelées odontoblastes, qui résident dans la pulpe. La dentine elle-même est un mélange de protéines matricielles et de minéraux, plus dur que l'os, mais pas aussi dur que l'émail.

Lorsque la pulpe s'infecte, les traitements traditionnels consistent à retirer tous les tissus infectés ou endommagés, puis à obturer le canal radiculaire et à remplacer la dentine et l'émail par des matériaux synthétiques. Environ 15 millions de patients aux États-Unis doivent subir un traitement de canal chaque année. Deux approches sont poursuivies pour régénérer les structures internes de la dent. L'application directe de protéines de la famille TGF-beta (BMP-2, -7, TGF-beta I) sur la pulpe saine exposée a stimulé la formation de dentine dans des études animales. Une approche potentiellement plus polyvalente a été utilisée in vitro pour cultiver un tissu semblable à la pulpe dans un matériau d'échafaudage tridimensionnel. Une combinaison de cellules pulpaires humaines cultivées (fibroblastes) dans une matrice d'acide polyglycolique (PGA) a produit un nouveau tissu ressemblant histologiquement à la pulpe.[51]

Les tissus mous :

Les tissus mous du corps, tels que la peau, les muscles, les nerfs, les vaisseaux sanguins, les tendons et les ligaments, se réparent par un processus similaire à la réparation osseuse : l'interaction des cellules souches avec des modulateurs chimiques. Cependant, alors que l'os guérit en reproduisant un tissu indiscernable de l'original, les tissus mous réparent les zones endommagées avec du tissu fibreux.

La peau a été remodelée à l'aide de plusieurs approches différentes, avec plus ou moins de succès. Les tentatives de réparation de l'organisme sont imparfaites et entraînent la formation de cicatrices plutôt que le remplacement d'un épiderme et d'un derme organisés. Dans la peau, la culture pour l'utilisation comme greffes pour traiter les brûlures et les ulcères. Les kératinocytes sont très polyvalents car ils n'expriment pas les protéines d'histocompatibilité qui peuvent déclencher un rejet immunitaire, et ils peuvent être stockés pour être disponibles immédiatement. Cependant, un inconvénient majeur est que les feuilles de kératinocytes manquent d'un composant dermique, ce qui affecte la stabilité de la greffe et le résultat cosmétique. De grands progrès ont été réalisés dans la création d'une peau artificielle avec des composants épidermiques et dermiques. L'Apligraf est l'une des constructions d'organes les plus avancées à ce jour. Ce matériau est un équivalent de peau bicouche, avec une feuille de kératinocytes qui recouvre une couche dermique formée de fibroblastes qui ont été cultivés dans une matrice de collagène. Le Dermagraft est un autre substitut de peau artificiel qui a été approuvé par la Food and Drug Administration et qui semble prometteur dans le traitement des ulcères diabétiques. Le Dermagraft est un matériau monocouche constitué de fibroblastes incorporés dans une maille dissolvable.

La muqueuse buccale est un tissu beaucoup plus indulgent que la peau en matière de cicatrisation. La muqueuse buccale semble être un "site privilégié" chez l'adulte qui conserve une capacité de cicatrisation semblable à celle du fœtus, sans formation de cicatrices. Les kératinocytes de la muqueuse peuvent être cultivés et il a été démontré qu'ils conservent la "mémoire" du site donneur - des attributs qui pourraient s'avérer extrêmement précieux pour la bio-ingénierie des tissus de la bouche et d'autres zones muqueuses du corps. Les cellules muqueuses prélevées dans la bouche d'un patient et cultivées en laboratoire pourraient avoir des applications pour la réparation des dommages chirurgicaux causés par un traitement parodontal ou des défauts muqueux importants résultant d'une chirurgie du cancer.

Pratiquement tous les tissus mous de l'organisme sont une cible potentielle pour la bio-ingénierie et les progrès sont rapides sur de nombreux fronts. La première cornée cultivée en laboratoire, fabriquée à partir de cellules épithéliales cornéennes ensemencées dans un hydrogel d'alcool polyvinylique, est en cours de réalisation. Des valves cardiaques fonctionnelles ont été fabriquées en moulant une maille synthétique dans la forme appropriée, puis en l'ensemençant avec des cellules (fibroblastes et cellules endothéliales) isolées de vaisseaux sanguins. Les fibroblastes forment la matrice structurelle de la valve et les cellules endothéliales forment le revêtement de surface. Une approche similaire est utilisée pour fabriquer des "échafaudages tubulaires" qui semblent très prometteurs pour le remplacement des vaisseaux sanguins.

Dans une récente avancée dans ce domaine, des scientifiques du Massachusetts Institute of Technology ont ensemencé un échafaudage tubulaire en acide polyglycolique avec des cellules musculaires lisses bovines et l'ont fait croître pendant 8 semaines dans une chambre de culture appelée bioréacteur. Mais il ne s'agit pas de n'importe quel bioréacteur : celui-ci soumet le vaisseau en développement à une pression pulsée de 165 battements par minute, imitant les battements du cœur de l'embryon. Le produit final, après un revêtement interne avec des cellules endothéliales, était un vaisseau qui fonctionnait bien chez les chiens et résistait à la coagulation qui a affecté d'autres vaisseaux de culture. La pulsation a rendu le tissu plus solide et plus souple en augmentant la production de collagène par les cellules.[51]

FIGURE 32 : Les cellules souches et les tissus et organes artificiels sont cultivés dans de grandes cuves, appelées bioréacteurs.

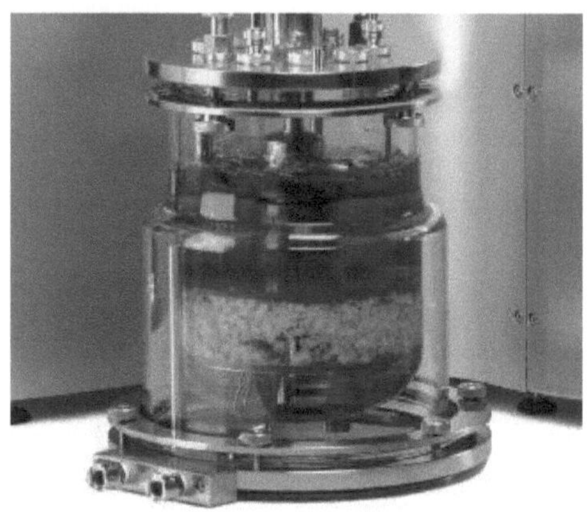

CHAPITRE 7

LES NANOROBOTS EN DENTISTERIE

Nanorobots : objet fabriqué artificiellement, capable de se diffuser librement dans le corps humain et d'interagir par lui-même avec des cellules spécifiques au niveau moléculaire. (L. Levy-2000)

➢ Utilisé dans le but de maintenir et de protéger le corps humain contre les agents pathogènes.

➢ Diamètre d'environ 0,5-3 microns et sera construit à partir de pièces dont les dimensions sont de l'ordre de 1-100 nanomètres.

➢ Le principal élément utilisé sera le carbone sous la forme de nanocomposites diamant/ fullerence.

Robert A. Freitas a décrit comment les nanorobots médicaux pourraient utiliser des mécanismes de motilité spécifiques pour ramper ou nager à travers les tissus du corps humain avec une précision de navigation, acquérir de l'énergie, sentir et manipuler leur environnement, réaliser une cytopénétration sûre (c'est-à-dire passer à travers les membranes plasmiques telles que le processus odontoblastique sans perturber la cellule), et utiliser une multitude de techniques pour surveiller, interrompre ou modifier le trafic des impulsions nerveuses dans les cellules nerveuses individuelles en temps réel. Ces fonctions du nanorobot peuvent être contrôlées par un nano-ordinateur embarqué exécutant des instructions préprogrammées en réponse à des stimuli de capteurs locaux.[57]

Les nanorobots induisent une analgésie orale, désensibilisent les dents, manipulent les tissus pour réaligner et redresser des dents irrégulières et améliorer la durabilité des dents. Il est également expliqué comment les nanorobots sont utilisés pour effectuer des procédures préventives, restauratrices et curatives.

Durabilité et apparence des dents

La nanodentisterie a donné un matériau qui est un matériau composite nanostructuré, le saphir qui augmente la durabilité et l'apparence des dents. Les couches supérieures de l'émail sont remplacées par un matériau artificiel lié par recouvrement, comme le saphir. Ce matériau a une dureté et une résistance à la rupture 100 à 2 fois supérieures à celles de la céramique. Comme l'émail, le saphir est plus ou moins sensible à la corrosion acide. Le saphir a le meilleur scellant de blanchiment standard, alternative cosmétique.[69]

Les nanocomposites sont un nouveau nanomatériau de restauration destiné à accroître la durabilité des dents. Ils sont fabriqués à partir de nanoparticules discrètes non agglomérées qui sont distribuées de manière homogène dans des résines ou des revêtements pour produire des nanocomposites. La nanocharge comprend une poudre d'alluminosilicate ayant une taille moyenne de particule d'environ 80 µm et un rapport de 1:4 entre l'alumine et la silice. La nanocharge a un indice de réfraction de 1,503. Elle présente une dureté, un module d'élasticité, une translucidité, un aspect esthétique, une excellente densité de couleur, un poli élevé et une réduction de 30 % du retrait de remplissage. Ils sont supérieurs aux composites conventionnels et se fondent beaucoup mieux dans la structure naturelle de la dent.[11]

Utilisation de robots moléculaires en dentisterie

Dans un numéro du Journal of the American Dental Association (JADA, 2000), on indique que deux nouvelles entreprises sont entrées dans ce domaine avec la proposition précise de produire des micro-molécules contenant des composants électroniques. La nouveauté réside dans le fait que ces composants seront extrêmement petits : on parle en fait de "nanomètres". Le développement de la nanodentisterie dans les prochaines années permettra de maintenir une santé dentaire "presque parfaite". Les nano-ordinateurs qui seront produits, seront introduits indirectement dans notre organisme et pourront communiquer directement avec d'autres ordinateurs, situés à l'extérieur, auxquels ils donneront des signaux, et qui recevront à leur tour des signaux externes. L'utilisation de ces dispositifs dans le domaine dentaire sera révolutionnaire. En voici quelques exemples :

1.   **Anesthésie : Les** nano-robots introduits par le dentiste pourront arriver directement à la pulpe à travers les tubules dentinaires. Ils seront guidés de l'extérieur vers l'intérieur, en utilisant une combinaison de gradients chimiques et de différences de température. De cette façon, nous pouvons éviter l'utilisation de l'anesthésie par injection, en utilisant plutôt une suspension colloïdale qui contient différents nano-robots, qui sont simplement instillés sur la gencive du patient et ensuite guidés de l'extérieur vers l'intérieur de la dent.

2.   **Caries :** Différentes méthodes sont à l'étude pour trouver un moyen de produire des nano-robots, capables d'identifier et de détruire les agents pathogènes responsables des caries.

3.   **Parodontologie et orthodontie :** Il s'agit de produire des nano-robots capables de manipuler directement les tissus parodontaux en une seule séance, et donc d'obtenir immédiatement ce qui, à l'heure actuelle, est habituellement obtenu par une thérapie qui prend des années.

On ne sait pas exactement avec quelle précision la nanodentisterie est disponible. La seule chose qui est certaine, c'est qu'il y a deux entreprises qui se sont lancées dans ce domaine et qu'elles doivent affronter des problèmes éthiques, notamment la question la plus importante de la sécurité humaine. Cependant, les perspectives et les intentions pour l'avenir sont bonnes : grâce à la nanodentisterie moléculaire, on prévoit que 80% de la population mondiale - qui ne reçoit actuellement aucun soin dentaire significatif - pourra recevoir des soins dentaires de haute qualité, atteignant une santé dentaire presque parfaite.[59]

<u>NANODENTISTRIE</u>

La nanotechnologie a fait son entrée dans le domaine dentaire avec des avancées dans les sciences des matériaux, principalement les composites et les agents de liaison. La nanodentisterie rendra possible le maintien d'une santé bucco-dentaire complète grâce à l'utilisation de nanomatériaux, de la biotechnologie, y compris l'ingénierie tissulaire, et, finalement, de nanorobots dentaires. Lorsque les premiers nanorobots dentaires de l'ordre du micron pourront être construits dans 10 à 20 ans, ces dispositifs permettront une analgésie orale contrôlée avec précision, une thérapie de remplacement de la dentition utilisant des dents de remplacement entières biologiquement autologues fabriquées au cours d'une seule visite au cabinet, et une dentisterie restauratrice rapide et précise à l'échelle du nanomètre. Parmi les nouvelles possibilités de traitement, citons la renaturalisation de la dentition, le traitement permanent de l'hypersensibilité, les réalignements orthodontiques complets au cours d'une seule visite au cabinet et l'entretien continu de la santé bucco-dentaire à l'aide de dentifrobots mécaniques.[13]

Les nanotechnologies vont modifier la dentisterie, les soins de santé et la vie humaine plus profondément que de nombreux développements du passé. Les prédictions concernant la pratique dentaire du 21st siècle continuent d'affluer, mais les travaux de recherche récents doivent être examinés de plus près.

On pense qu'au cours des prochaines décennies, bon nombre des matériaux et méthodes actuels disparaîtront au profit de technologies émergentes issues du génie biologique, génétiquement programmées pour la prévention et le traitement des affections buccales ainsi que pour la réparation des fuselages dentaires endommagés. Les nouvelles possibilités de traitement pourraient inclure la renaturalisation des dents, le traitement permanent des dents sensibles, la correction rapide des dents mal alignées et l'entretien continu de la santé bucco-dentaire grâce à des dentifrobots mécaniques.

Les nanomachines ou nanorobots sont des dispositifs miniaturisés qui devraient être utilisés d'ici une ou deux décennies. Ces dispositifs sont contrôlés soit par des nano-ordinateurs qui exécutent des instructions préprogrammées, soit de l'extérieur par des signaux acoustiques transmis par le dentiste. Les changements s'opèrent au niveau atomique et moléculaire des tissus dentaires et buccaux.

Récemment, des chercheurs de l'institut Forsyth de Boston, de l'hôpital général du Massachusetts et de l'université du Brésil ont utilisé avec succès la technique de l'ingénierie tissulaire pour régénérer des couronnes dentaires de rats. Ces résultats nous permettent de prédire qu'il sera peut-être un jour possible de faire pousser de nouvelles dents humaines à partir des propres cellules d'un individu.

La nanodentisterie rendra possible le maintien d'une santé bucco-dentaire quasi parfaite grâce à l'utilisation de nanomatériaux, de la biotechnologie, y compris l'ingénierie tissulaire et la nanorobotique. Les tendances en matière de santé et de maladies bucco-dentaires peuvent modifier l'accent mis sur des modalités de diagnostic et de traitement spécifiques.[52]

La nanotechnologie en dentisterie :

Les applications des nanotechnologies peuvent être classées comme suit

➢ La nanodentisterie comme approche ascendante

➢ La nanodentisterie comme approche descendante

La nanodentisterie comme approche ascendante

➢ Induction de l'anesthésie

➢ Soins en cas d'hypersensibilité

➢ Réparation des dents

➢ Dentifrice nanorobotique (dentifrobots)

➢ Nanorobots orthodontiques

La nanodentisterie comme approche descendante

➢ Fibres de nano oxyde d'aluminium - Nanoceram3

➢ Les nanotechnologies au service du diagnostic salivaire

> Nano-aiguilles

> Matériaux de remplacement osseux nanométriques

> Nanotechnologie pour les composites dentaires

> Nanotechnologie pour le ciment verre ionomère

> Technologie nano-céramique

> Nanotechnologie pour les matériaux d'empreinte

La nanotechnologie appliquée à l'odontologie dans :

- Science du diagnostic

- Science des matériaux dentaires

- Dentisterie préventive

- Procédures de chirurgie dentaire

Les nanotechnologies dans le domaine du diagnostic

Les nanotechnologies au service du diagnostic salivaire

La capacité de surveiller l'état de santé, l'apparition et la progression des maladies et les résultats des traitements par des moyens non invasifs est un objectif hautement souhaitable dans la promotion et la prestation des soins de santé. Le fluide buccal est un milieu parfait à explorer pour la surveillance de la santé et des maladies. Des biomarqueurs spécifiques associés à un état de santé ou de maladie et le développement de technologies capables de discriminer entre les biomarqueurs ont été identifiés.

Test de nanocapteur de fluide oral : le produit envisagé s'appelle le test de nanocapteur de fluide oral (OFNASET). L'OFNASET est un système intégré portable, automatisé et facile à utiliser qui permettra la détection simultanée et rapide de plusieurs protéines salivaires et cibles d'acides nucléiques. Ce détecteur de biomarqueurs salivaires peut être utilisé dans le cabinet d'un dentiste ou d'un autre prestataire de soins de santé pour le dépistage et la détection de maladies au point de service.[57]

Diagnostic du cancer de la bouche

Les systèmes nano-électromécaniques (NEMS) convertissent les substances (bio)chimiques en signaux électriques.

Capteur à réseau en porte-à-faux

- Technologie de détection de masse ultrasensible

- Pictogramme (10-12) bactérie

- Femtogramme (10-15) de virus

- Attogramme (10-18) ADN

Modalité de multiplexage

Capter un grand nombre de biomolécules différentes simultanément et en temps réel

Applications :

- Diagnostic du diabète sucré et du cancer

- Détection de bactéries, de champignons et de virus

Traitement du cancer de la bouche

Nanomatériaux pour la brachythérapie

- Brachy silTM (Sivida, Australie) délivre du 32P, est en cours d'essai clinique.

Administration de médicaments à travers la barrière hémato-encéphalique

- Un traitement plus efficace des tumeurs cérébrales, de la maladie d'Alzheimer et de la maladie de Parkinson est en cours de développement.

Nano-vecteurs pour la thérapie génique

- Systèmes d'administration de gènes nano-viraux.[56]

La nanotechnologie dans la science des matériaux dentaires

Matériaux composites

Depuis le développement des produits dentaires hybrides, on a cherché à utiliser des particules de plus en plus petites, en partant du principe que des particules plus petites permettaient d'améliorer le polissage. Du point de vue de la fabrication, cela s'est simplement traduit par des temps de fraisage de plus en plus longs, les grosses particules étant broyées pour obtenir de petites particules.[57]

Nanoproducts corporation a réussi à fabriquer des nanoparticules discrètes non agglomérées qui sont distribuées de manière homogène dans des résines ou des revêtements pour produire des nanocomposites. La nanofibre utilisée comprend une poudre d'aluminosilicate ayant une taille moyenne de particule de soran et un rapport alumine/silice de 1,4 M et un indice de réfraction de 1,508.

Avantages

- Dureté supérieure

- Résistance à la flexion, module d'élasticité et translucidité supérieurs.

- Réduction de 50% du rétrécissement du remplissage

- Excellentes propriétés de manipulation

Nom commercial : Filtek O Supreme Universal Restorative P Lire Nano O

Un rapport de cas a été publié dans le Journal of esthetic and restorative dentistry intitulé "Selecting nanotechnology based composites are using colorimetric and visual analysis for the restoration of anterior dentition" par Frank J Milnor en 2004.

Des technologies relativement nouvelles ont été incorporées, telles que l'analyse colorimétrique, qui fournit une définition informatisée du teintier d'une dent et des informations essentielles pour vérifier la cartographie des teintes, et un nouveau composite basé sur la nanotechnologie dans les techniques de stratification des composites, grâce auquel le dentiste peut reproduire de manière plus prévisible l'esthétique des dents naturelles.

L'article présente un cas dans lequel les deux techniques (c'est-à-dire l'analyse colorimétrique et le composite à base de nanotechnologie) sont utilisées en combinaison avec la technique de stratification du composite. Cela a contribué à la restauration esthétique et fonctionnelle des incisives centrales maxillaires.[58]

Les efforts visant à améliorer les performances cliniques des matériaux d'obturation composites se concentrent sur les points suivants :

- Réduction du retrait de polymérisation pour améliorer l'adaptation marginale et prévenir les caries récurrentes.
- Amélioration des propriétés mécaniques, notamment de la résistance à l'usure
- Amélioration de la biocompatibilité en réduisant l'élution des composants.

La polymérisation radicalaire des monomères de la matrice donne lieu à un réseau tridimensionnel, dans lequel les particules de charge sont dispersées. En général, même à une conversion élevée des monomères, toutes les doubles liaisons ne sont pas consommées et des centres radicaux sont également présents. Cela s'explique par la faible flexibilité du réseau polymère formé à température ambiante. Le choix du monomère approprié pour la formulation d'un composite influence fortement la réactivité, la viscosité et le retrait de polymérisation de la pâte composite, ainsi que les propriétés mécaniques, l'absorption d'eau et le gonflement du composite durci.

Le retrait de polymérisation des monomères utilisés est le principal inconvénient des diméthacrylates. Le retrait de polymérisation compromet l'adhésion du composite de restauration à la structure de la dent, ce qui peut entraîner la formation d'espaces marginaux. Les monomères de faible poids moléculaire présentent un retrait de polymérisation plus important que les monomères de poids moléculaire élevé. Cependant, les monomères de poids moléculaire élevé sont très visqueux. Il existe une corrélation entre la charge du composite, son retrait de polymérisation et sa viscosité. Par conséquent, des mélanges spéciaux appropriés de monomères à haut poids moléculaire et de diluants réactifs en combinaison avec différentes charges sont utilisés dans les composites dentaires.

Des propriétés importantes des matériaux de restauration dentaire peuvent être améliorées grâce à la nanotechnologie. Les matériaux hybrides inorganiques-organiques peuvent être utilisés comme matrice monomère dans les restaurations dentaires pour diminuer leur retrait de polymérisation et améliorer leur résistance à l'usure et leur biocompatibilité. Les hybrides inorganiques-organiques ayant des propriétés sur mesure créées au moyen du traitement sol-gel peuvent être utilisés comme agent de couplage ou comme charges. Les nanoparticules de charge peuvent être de deux types : les particules nanomériques, ou NM, et les nanoclusters, ou NC.

Les particules nanomériques (NM) sont des nanoparticules de silice monodispersées, non agrégées et non agglomérées, traitées avec du e-méthacryloxy propyltriméthoxysilane, ou MPTS. Le MPTS, un matériau bifonctionnel connu sous le nom d'agent de couplage, contient une fonction ester de silice à une extrémité ou une liaison à la surface inorganique et un groupe méthacrylate à l'autre extrémité pour rendre la charge compatible avec la résine avant le durcissement afin d'éviter toute agglomération ou agrégation. Le MPTS permet également la liaison chimique de la charge NM à la résine, à la matrice pendant le durcissement.

Particules de nanoclusters (NCs) : La taille des particules primaires de cette charge NC varie de 2 à 20nm, tandis que les particules agglomérées sphéroïdales présentent une large distribution de taille, avec une taille moyenne de 0,6 micromètre. Comparaison de la technologie des nanomères avec les systèmes composites conventionnels.

Produits disponibles dans le commerce : Filtek Z350, Filtek Supreme, Tetric EvoCream (Ivoclar vivadent).

Composites basés sur la technologie des nanocéramiques.

Les nanoparticules céramiques modifiées organiquement comprennent un squelette de polysiloxane. La nature chimique du squelette de siloxane est similaire à celle du verre et des céramiques. Des groupes méthacryliques sont attachés au squelette par des liaisons silicium-carbone. Ces particules nanocéramiques peuvent être décrites comme des particules hybrides inorganiques-organiques (particules hybrides inorganiques-organiques, nanocharges de dioxyde de silicium fonctionnalisées au méthacrylate) où la partie inorganique du siloxane apporte la résistance et la partie organique méthacrylique rend les particules compatibles et polymérisables avec la matrice de résine. Pigments d'oxyde de fer et pigments d'oxyde de titane et pigments de sulfo-silicate d'aluminium selon la nuance.

La bonne résistance à la propagation des microfissures pourrait être liée à l'effet de renforcement des particules de nano-céramique. Les fissures qui se propagent sont plus souvent réfléchies ou absorbées par les particules de nano-céramique.

Technologie nanocéramique avec propriété de résistance aux microfissures

Produits disponibles dans le commerce : Ceram X (Dentsply)[57]

Durabilité dentaire et cosmétique

La durabilité et l'apparence des dents peuvent être améliorées en remplaçant les couches supérieures de l'émail par du saphir et du diamant purs qui peuvent être rendus plus résistants aux fractures sous forme de composites nanostructurés, comprenant éventuellement des nanotubes de carbone intégrés.[56]

Revêtements dentaires à base de composants Sol-Gel

Les matériaux hybrides organiques-inorganiques sont éminemment adaptés aux revêtements dentaires, car la partie inorganique permet d'améliorer certaines propriétés, telles que la dureté, la résistance à l'usure ou la biocompatibilité, tandis que la partie organique améliore la processabilité du revêtement et permet la pénétration d'un revêtement présentant, par exemple, une faible énergie de surface, des propriétés anti-adhésives et donc une tendance limitée à la formation de plaque. En outre, les groupes fonctionnels peuvent contribuer à améliorer l'adhésion du revêtement au substrat dentaire.

Les revêtements sont utilisés pour les tissus dentaires durs, notamment l'émail et, dans le cas de collets de dents exposés, pour la dentine et le cément, pour les raisons suivantes :

- Protection des tissus dentaires durs contre les processus de vieillissement tels que l'usure, les décolorations et les fissures.

- Amélioration de l'aspect esthétique, par exemple éclaircissement des dents décolorées.

- Traitement des dents hypersensibles

- Prévention des caries, des gingivites et des parodontites. Revêtements sur mesure pour les tissus durs, tels que l'émail, la dentine, le cément et l'os et d'autres surfaces de la cavité buccale, par exemple les surfaces des restaurations dentaires. Ces revêtements sont basés sur des polymères multifonctionnels.

- Un groupe polaire neutre, basique ou acide ou ionique, par exemple un groupe hydroxyle, amido, amino, acide carboxylique ou ammonium qui permet d'améliorer l'adhésion de la dentine.

- Groupement qui modifie certaines propriétés telles que la température de transition vitreuse ou la solubilité et qui est dérivé de différents monomères polymérisables.

- Une chaîne de polysiloxane greffé hydrophobe avec un poids moléculaire d'au moins 500g/mol afin de diminuer l'énergie de surface de la composition.

Outre les revêtements de protection pour les tissus durs dentaires, les revêtements pour d'autres substrats dentaires, notamment les alliages métalliques, sont importants. Ces revêtements peuvent être utilisés pour améliorer la biocompatibilité ou influencer les propriétés de surface des matériaux. Les métaux purs sont utilisés pour la restauration des dents (or) ou pour les implants (titane). Les applications dentaires des alliages métalliques sont par exemple les inlays, les couronnes et les bridges ou les alliages céramiques. Dans le cas des alliages dentaires, la libération d'ions métalliques peut créer des réactions allergiques. C'est pourquoi les alliages nobles de coulée dentaire ont été recouverts de revêtements de silice, qui peuvent empêcher la libération d'ions métalliques du substrat métallique et l'accumulation de la plaque dentaire. Il est bien connu que les matériaux préparés par un procédé sol-gel sont plus bioactifs que les matériaux de même composition qui ont été préparés par une autre méthode. Pour les implants médicaux ou dentaires à base de titane, les revêtements de phosphate de calcium améliorent l'adhérence aux tissus durs et favorisent la croissance osseuse. Les revêtements d'oxyde de titane préparés par sol-gel sur des substrats en titane ont pu stimuler la formation d'apatite osseuse in vitro. Une autre possibilité était la préparation par sol-gel de couches d'oxyde de titane contenant du phosphate de calcium sur du titane pur. En outre, un revêtement de silice dérivé de la méthode sol-gel sur un moulage dentaire en titane pur a été utilisé pour améliorer la force d'adhérence des ciments de résine dentaire au titane.

Nanosolution

Les Nanosolutions produisent des nanoparticules uniques et dispersables, qui peuvent être ajoutées à divers solvants, peintures et polymères dans lesquels elles sont dispersées de manière homogène. Seal and Protect[TM] offre un traitement unique pour prévenir l'abrasion cervicale. Ce scellant photopolymérisé protège la dentine radiculaire exposée pendant au moins 6 mois. Pour la première fois, la nanotechnologie innovante est utilisée pour renforcer la dureté de la surface de la dentine exposée.

Prime and bond NT est un agent de liaison de cinquième génération qui contient des nanofillers d'environ 7 nm de diamètre. Le tubule dentinaire moyen mesure environ 0,8 um et les canaux entre les fibrilles de collagène dans la dentine conditionnée par l'acide ont une largeur d'environ 20 nm et un diamètre de 5 à 10 nm. Le nano-remplissage a donc la taille parfaite pour pénétrer dans ces canaux et fournir une "nano-rétention" supplémentaire. L'adhésif chargé est plus résistant que l'adhésif non chargé et, lorsqu'il est infiltré dans la dentine conditionnée, il apporte la résistance polymère ainsi que la force.

Produits disponibles dans le commerce

Prime and bond NT(DENTSPLY), Adper Single Bond Plus adhesive (3M ESPE), Nano bond TM (Pentron clinical technologies), Seal and Protect[TM].

Nanotechnologie pour le ciment verre-ionomère

Le terme "verre ionomère" est exclusivement réservé à un matériau constitué d'un verre décomposable par un acide et d'un acide soluble dans l'eau, qui durcit par une réaction acide-base en présence d'eau. La technologie du ciment verre ionomère a été inventée par Wilson et ses collaborateurs au Royaume-Uni dans les années 1970. Depuis lors, la technologie du verre ionomère a évolué vers plusieurs autres produits de type verre ionomère utilisés dans les domaines médical et dentaire.

La nanotechnologie a été utilisée dans le développement pour fournir certaines caractéristiques à valeur ajoutée qui ne sont pas généralement associées aux matériaux de restauration en verre ionomère. En général, les restaurateurs en verre ionomère peuvent contenir une large gamme de tailles de particules. La taille des particules de charge peut influencer la solidité, les propriétés optiques et la résistance à l'abrasion. En utilisant des nanocharges et des nanoclusters liés, ainsi que du verre FAS, un nouveau type de GIC a été formulé en utilisant la nanotechnologie et sa propriété de libération des fluorures.

Le produit de restauration en verre ionomère Nano Light Curing est un système en deux parties.

- Pâte aqueuse (acide polyalcénoïque, résines réactives et nanocharges)
- Pâte non aqueuse (verre FAS, résines réactives et nanocharges)

Contenu de la charge (69%)

- 27% de verre FAS (réactif aux acides et aux radicaux libres)
- 42% de nanocharges fonctionnalisées au méthacrylate (réactives aux acides et aux radicaux libres)

Réactions de durcissement et de fixation

- Durcissement léger (requis)

- Réaction à long terme du verre ionomère (eau, charge de verre ionomère, polyacide, monomères, initiateurs)

GIC Nano Primer

Le Nano Primer est un liquide monocomposant, polymérisable à la lumière visible, spécialement conçu pour être utilisé avec le GIC Nano Restorative. Il est composé du copolymère Vitrebond, de HEMA, d'eau et de photo-initiateurs. Le primer est de nature acide. Sa fonction est de modifier la couche de smear et de mouiller adéquatement la surface de la dent pour faciliter l'adhésion du nano-restaurant au tissu dur. Lors de l'utilisation, le nano primer est appliqué sur la surface pendant 15 secondes, puis séché à l'air libre. Le primer est ensuite photopolymérisé pendant 10 secondes. Un séchage à l'air adéquat avant la mise en place du GIC Nano restorative assure l'adhésion à la surface de la dent.

Produits disponibles dans le commerce :

Ketac^{TM} N 100 Restaurateur en nano ionomère photopolymérisable (3M ESPE)

Nanotechnologie pour les matériaux d'empreinte

Des nanocharges sont intégrées dans des vinylpolysiloxanes, produisant une addition unique de matériaux d'empreinte en siloxane. Ces matériaux présentent un meilleur écoulement, des propriétés hydrophiles améliorées et une précision accrue des détails.

Avantage par rapport aux matériaux d'empreinte conventionnels :

- Meilleur temps de travail et de réglage
- Faible angle de contact d'environ 30% pour des empreintes précises et fiables dans l'environnement buccal

- Une résistance exceptionnelle à la déchirure garantit des impressions fiables

- Temps de dégazage réduit au minimum pour une coulée immédiate des modèles.

Produits disponibles dans le commerce :

Un ensemble correct et rapide.

La nanotechnologie dans la dentisterie préventive

Soins en cas d'hypersensibilité

L'hypersensibilité dentaire est un phénomène pathologique qui pourrait faire l'objet d'un traitement nanodentaire. L'hypersensibilité dentinaire peut être causée par des changements de pression transmis de manière hydrodynamique à la pulpe. Il existe de nombreux agents thérapeutiques pour cette affection douloureuse courante qui apportent un soulagement temporaire, mais les nanorobots dentaires reconstructeurs pourraient occlure de manière sélective et précise des tubules sélectionnés en quelques minutes, en utilisant des matériaux biologiques actifs, offrant ainsi aux patients un traitement rapide et permanent.

Réparation des dents

Les techniques nanodentaires de réparation des dents majeures peuvent évoluer à travers plusieurs étapes de développement technologique, en utilisant d'abord le génie génétique, le génie tissulaire et la régénération des tissus, puis en faisant pousser au laser de nouvelles dents entières in vitro et en les installant. En fin de compte, la fabrication et l'installation par nanorobotique d'une dent de remplacement entière biologiquement autologue, comprenant à la fois des composants minéraux et cellulaires - par exemple, une thérapie de remplacement complet de la dentition.

Les nanorobots dans la réparation des dents

Dentifrice nanorobotique (Dentifrobots)

Les nanorobots jouent un rôle important dans la prévention de la carie dentaire. Les Dentifrobots peuvent identifier et détruire les bactéries pathogènes résidant dans la plaque dentaire. Ils constituent également une barrière continue contre l'halitose. Un dentifrice nanorobot à diffusion subocclusale délivré par un bain de bouche ou un dentifrice pourrait patrouiller toutes les surfaces supragingivales et sous-gingivales au moins une fois par jour, métabolisant la matière organique piégée en vapeur inoffensive et inodore et effectuant un débridement continu du tartre. Des dentifrobots correctement configurés pourraient identifier et détruire les bactéries pathogènes résidant dans la plaque dentaire, tout en permettant aux quelque 500 espèces de microflore buccale inoffensive de se développer. Utilisé comme un bain de bouche contenant plein de nanomachines intelligentes pour identifier et détruire les bactéries pathogènes tout en permettant à la flore buccale inoffensive de s'épanouir dans un écosystème sain. Les dispositifs identifient les particules de nourriture, de plaque ou de tartre et les soulèvent des dents pour les rincer. Suspendus dans un liquide et capables de nager, les dispositifs seraient en mesure d'atteindre des surfaces hors de portée des poils de la brosse à dents ou des fibres du fil dentaire. Ces dentifrobots invisiblement petits (1-10 microns), rampant à 1-10 microns/sec, pourraient être des dispositifs coûteux, purement mécaniques, qui se désactiveraient en toute sécurité s'ils étaient avalés et seraient programmés avec un protocole strict d'évitement de l'occlusion.

Ingénierie des tissus dentaires

Un canal radiculaire biomimétique ?

L'application directe de protéines de la famille TGF-β (BMP-2, -7, TGF-β 1) sur de la pulpe saine exposée a stimulé la formation de dentine dans des études animales. Une approche potentiellement plus polyvalente a été utilisée in vitro pour cultiver un tissu semblable à la pulpe dans un matériau d'échafaudage tridimensionnel. Une combinaison de cellules pulpaires humaines cultivées (fibroblastes) dans une matrice d'acide polyglycolique (PGA) a produit un nouveau tissu ressemblant histologiquement à la pulpe.

La nanotechnologie dans l'intervention chirurgicale

Induction de l'anesthésie

Pour induire une anesthésie orale à l'ère de la nanodentisterie, une suspension colloïdale contenant des millions de nanorobots dentaires actifs analgésiques de taille micrométrique sera installée sur la gencive des patients. Après avoir contenu la surface de la couronne ou de la muqueuse, les nanorobots ambulants atteignent la dentine en migrant dans le sillon gingival et en traversant sans douleur la lamina propria ou la couche de tissu lâche de 1 à 3 microns d'épaisseur à la jonction ciment-émail. Une fois dans la dentine, les nanorobots pénètrent dans les trous des tubules dentinaires de 1 à 4 microns de diamètre et se dirigent vers la pulpe, guidés par une combinaison de gradients chimiques, de différences de température et même de navigation positionnelle, le tout sous le contrôle d'un nano-ordinateur embarqué. En supposant une longueur totale d'environ 10 mm entre la surface de la dent et la pulpe, et une vitesse de déplacement modeste de 100 microns/seconde, les nanorobots peuvent accomplir le voyage dans la chambre pulpaire en 100 secondes.

Une fois installés dans la pulpe et ayant établi un contrôle sur le trafic des impulsions nerveuses, les nanorobots dentaires analgésiques peuvent être commandés par le dentiste pour supprimer toute sensibilité dans une dent particulière qui peut nécessiter un traitement. Lorsque le dentiste appuie sur l'icône de la dent souhaitée sur l'écran du contrôleur portable, la dent sélectionnée s'engourdit immédiatement et inversement se réveille plus tard sur commande. Une fois les procédures buccales terminées, le dentiste ordonne aux nanorobots, via les mêmes liaisons de données acoustiques, d'assurer le trafic nerveux, de sortir de la dent par des voies similaires à celles utilisées pour l'entrée, puis d'aspirer.

Les analgésiques nanorobotiques offrent :

- Un plus grand confort pour le patient

- Réduction de l'anxiété

- Pas d'aiguilles

- Une plus grande sélectivité

- Contrôlabilité de l'effet analgésique

- Action commutable rapide et complètement réversible

- Évitement de la plupart des effets secondaires et des complications

Nano-aiguilles

- Des aiguilles de suture incorporant des cristaux d'acier inoxydable de taille nanométrique ont été développées.

- Nom commercial : Sandvik Bioline, aiguilles RK 91TM

- Des nanopincettes sont également en cours de développement, ce qui rendra possible la chirurgie cellulaire dans un avenir proche.

Matériaux de remplacement osseux

Les nanoparticules d'hydroxyapatite utilisées pour traiter les défauts osseux le sont :

- Ostin ® (osartis GmbH Allemagne) HA

- VITOSS ® (orthovita Inc, USA) HA+TCA

- NanOssTM (Angstrom Medica, USA) HA[55]

Traitement orthodontique

La plupart des patients suivent un traitement orthodontique. La durée du traitement orthodontique varie entre 1 an et demi et 2 ans et demi. La durée prolongée du traitement chez quelques patients peut entraîner de nombreux nouveaux problèmes tels que des résorptions radiculaires, la décalcification des dents, etc.

En utilisant des nanorobots orthodontiques, la gencive, le ligament parodontal et l'os alvéolaire pourraient être manipulés pour permettre des corrections indolores de la rotation, le repositionnement des dents et le redressement des dents en quelques minutes ou quelques heures.

Nanorobots orthodontiques

Les nanorobots orthodontiques peuvent manipuler directement les tissus parodontaux, notamment la gencive, le ligament parodontal, le cément et l'os alvéolaire, permettant ainsi le redressement, la rotation et le repositionnement vertical des dents de manière rapide et indolore, en quelques minutes ou quelques heures.[58]

Photosensibilisateurs et supports

Les points quantiques peuvent être utilisés comme photosensibilisateurs et transporteurs. Ils peuvent se lier à l'anticorps présent à la surface de la cellule cible et, lorsqu'ils sont stimulés par la lumière UV, ils peuvent donner naissance à des espèces réactives de l'oxygène et ainsi être mortels pour la cellule cible.[56]

Nanoencapsulation

Le SWRI (South West Research Institute) a mis au point des systèmes de libération ciblée qui englobent des nanocapsules, notamment de nouveaux vaccins, des anticorps et l'administration de médicaments avec des effets secondaires réduits.

Actuellement, l'administration ciblée de gènes et de médicaments au foie humain a été mise au point par l'université d'Osaka au Japon en 2003. Des particules L d'enveloppe du virus de l'hépatite B modifiées ont pu former des nanoparticules creuses présentant un peptide indispensable à l'entrée spécifique du virus dans le foie humain. Les futures nanoparticules spécialisées pourraient être conçues pour cibler les tissus buccaux, y compris les cellules dérivées du parodonte.

Autres produits fabriqués par SWRI :

➢ Vêtements de protection et masques filtrants, utilisant des nanoémulsions et nanoparticules antipathogènes.

➢ Des appendices médicaux pour une guérison instantanée

1. Les nanofibres biodégradables - des plates-formes de livraison pour l'hémostase

2. Pansement avec nanofibres de soie en cours de développement

3. Particules d'argent nanocristallines aux propriétés antimicrobiennes sur un pansement pour plaies (Acticoat, UK)

➢ Nanoporteurs à visée osseuse

Un biomatériau à base de phosphate de calcium a été développé. Ce biomatériau osseux est une pâte facilement fluide et moulable qui se conforme et s'intercale dans l'os hôte. Il favorise la croissance des cellules cartilagineuses et osseuses.[56]

APPLICATIONS DES NANOTECHNOLOGIES EN DENTISTERIE

1. **Nanoanesthésie locale**

Les traitements dentaires impliquent souvent l'injection d'un anesthésique local, qui s'accompagne d'une durée d'action plus longue et de degrés variables d'efficacité, d'inconfort pour le patient et de complications. Des alternatives bien connues, telles que la stimulation nerveuse électronique transcutanée (TENS), l'anesthésie électronique ciblée par démodulation cellulaire et d'autres techniques transmuqueuses, intra-osseuses ou topiques, se sont révélées d'une efficacité clinique limitée.

Pour induire une anesthésie locale à l'ère de la nanodentisterie, travaille sur une suspension colloïdale contenant des millions de nanorobots dentaires analgésiques actifs qui pourraient être instillés sur les gencives du patient. Ces nanorobots, après être entrés en contact avec la surface de la couronne ou de la muqueuse, atteignent la pulpe via le sillon gingival, la lamina propria et les tubules dentinaires en migrant dans le sillon gingival et passent sans douleur jusqu'au site cible. En atteignant la dentine, les nanorobots pénètrent dans les trous des tubules dentinaires de 1 à 4 Am de diamètre (10-12) et se dirigent vers la pulpe, guidés par une combinaison de gradients chimiques, de différentiels de température et même de navigation positionnelle, le tout sous le contrôle du nano-ordinateur embarqué, selon les instructions du dentiste. Une fois installés dans la pulpe, les robots dentaires analgésiques peuvent être commandés par le dentiste pour supprimer toute sensibilité dans une dent particulière qui nécessite un traitement. Une fois la procédure de traitement terminée, le dentiste ordonne aux nanorobots de rétablir toutes les sensations, d'abandonner le contrôle du trafic nerveux et de sortir de la dent par les mêmes voies que celles utilisées pour y entrer.[8]

2.   Cure d'hypersensibilité dentinaire

Un autre phénomène pathologique pouvant bénéficier d'un traitement nanodentaire est l'hypersensibilité dentinaire. L'hypersensibilité dentinaire peut être causée par des changements de pression transmis de manière hydrodynamique à la pulpe. Cette hypothèse repose sur le fait que les dents hypersensibles présentent une densité de surface des tubules dentinaires 8 fois supérieure et des tubules dont le diamètre est deux fois plus grand que celui des dents non sensibles. Les nanorobots dentaires pourraient occlure sélectivement et précisément les tubules sélectionnés en quelques minutes, en utilisant des matériaux biologiques natifs, offrant ainsi aux patients une guérison rapide et permanente.[13]

L'hypersensibilité dentinaire est une condition courante de douleur dentaire transitoire associée à une variété de stimuli exogènes. La réponse à ces stimuli varie considérablement d'une personne à l'autre. À l'exception de la sensibilité associée au blanchiment des dents ou à d'autres pathologies dentaires, la cause clinique de l'hypersensibilité dentinaire est l'exposition des tubules dentinaires résultant de la récession gingivale et de la perte subséquente de cément sur les surfaces radiculaires. Les nanorobots dentaires reconstructeurs pourraient occlure sélectivement et précisément des tubules spécifiques en quelques minutes, offrant ainsi aux patients un traitement rapide et permanent. Les nanorobots traversent l'émail, la dentine et atteignent la pulpe. Une fois installés dans la pulpe, ayant établi un contrôle sur le trafic des impulsions nerveuses, les nanorobots dentaires analgésiques peuvent être commandés par le dentiste pour couper toute sensibilité dans la dent sélectionnée qui nécessite un traitement. Lorsque le dentiste passe l'icône de la dent désirée sur l'écran de contrôle portatif, le nerf est immédiatement anesthésié. Une fois les procédures orales terminées, le dentiste ordonne aux nanorobots, via les mêmes liaisons de données acoustiques, de rétablir toutes les sensations, d'abandonner le contrôle du trafic nerveux et de récupérer la dent par un chemin similaire. Cette technique analgésique est conviviale pour le patient car elle réduit l'anxiété, la phobie des aiguilles, l'action est rapide et complètement réversible.[8]

3.   Réparation majeure d'une dent

Les techniques nanodentaires de réparation des dents majeures peuvent évoluer à travers plusieurs étapes de développement technologique, en utilisant d'abord le génie génétique, le génie tissulaire et la régénération tissulaire, puis en impliquant la croissance de nouvelles dents entières in vitro et leur installation. En fin de compte, la fabrication et l'installation par nanorobotique d'une dent de remplacement complète biologiquement autologue, comprenant à la fois des composants minéraux et cellulaires (thérapie de remplacement complet de la dentition), devraient devenir réalisables dans les limites de temps et d'argent d'une visite typique en cabinet, grâce à l'utilisation d'une installation de fabrication de bureau abordable, qui fabriquerait la nouvelle dent, dans le cabinet du dentiste. La nanodentisterie pourrait également jouer un rôle essentiel dans l'entretien des dents naturelles.[8]

4.   Repositionnement des dents

Les nanorobots orthodontiques pourraient manipuler directement les tissus parodontaux, notamment la gencive, le ligament parodontal, le cément et l'os alvéolaire, ce qui permettrait de redresser, de tourner et de repositionner verticalement les dents de manière rapide et indolore, en quelques minutes ou quelques heures. Cela présente un avantage par rapport aux techniques de redressement des molaires actuellement utilisées, qui nécessitent des semaines ou des mois.[8]

5.   Dentifrice nanorobotique (Dentifrobots)

Un dentifrice nanorobotique subocclusal délivré par un bain de bouche ou un dentifrice pourrait patrouiller toutes les surfaces supragingivales et sous-gingivales au moins une fois par jour, métabolisant la matière organique piégée en vapeurs inoffensives et inodores et effectuant un débridement continu du tartre.

Ces dentifrobots invisibles [1-10 microns], qui rampent à une vitesse de 1-10 microns/sec, seraient des dispositifs peu coûteux, purement mécaniques, qui se désactiveraient en toute sécurité s'ils étaient avalés et seraient programmés avec un protocole strict d'évitement de l'occlusion.[36]

6. Durabilité dentaire et cosmétique

L'apparence et la durabilité des dents peuvent être améliorées en remplaçant les couches supérieures de l'émail par des matériaux artificiels liés de manière covalente, comme le saphir (20) ou le diamant, qui ont une dureté et une résistance 20 à 100 fois supérieures à celles de l'émail naturel. Le saphir et le diamant purs sont fragiles et sujets aux fractures, mais ils peuvent être rendus plus résistants aux fractures en tant que partie d'un matériau composite nanostructuré qui peut inclure des nanotubes de carbone intégrés. [8]

7. Nanodiagnostic

Les nanotechnologies offrent la possibilité de réaliser des images intracellulaires en fixant des points quantiques (QD) ou des chromophores synthétiques à des molécules sélectionnées, par exemple des protéines, ou en incorporant des protéines fluorescentes naturelles qui, avec des techniques optiques telles que la microscopie confocale et l'imagerie par corrélation, permettent d'étudier directement les processus biochimiques intracellulaires. Même si les méthodes des microréseaux et des biopuces faisant appel à la détection d'interactions biomoléculaires spécifiques constituent aujourd'hui un outil indispensable pour le diagnostic moléculaire, elles présentent certaines limites. La nanotechnologie est appliquée pour surmonter certaines des limites de la technologie des biopuces.[8]

8.   Administration de médicaments

Les nanotechnologies ouvrent de nouvelles perspectives thérapeutiques pour de nombreux agents qui ne peuvent être utilisés efficacement dans les formulations orales classiques en raison de leur faible biodisponibilité. Dans certains cas, la reformulation d'un médicament avec des particules de plus petite taille peut améliorer la biodisponibilité orale. Les formulations à base de nanoparticules offrent une protection aux agents susceptibles de se dégrader ou de se dénaturer dans des régions au pH difficile, et prolongent également la durée d'exposition d'un médicament en augmentant la rétention de la formulation par bioadhésion. Idéalement, tous ces systèmes devraient améliorer la stabilité, l'absorption et la concentration thérapeutique du médicament dans le tissu cible, ainsi que permettre une libération reproductible et à long terme du médicament au site cible.[8]

9.   Thérapie génique

La thérapie génique est une méthode récemment introduite pour le traitement ou la prévention des troubles génétiques en corrigeant les gènes défectueux responsables du développement de la maladie, grâce à l'administration de gènes réparés ou au remplacement de gènes incorrects. Trois principaux types de systèmes d'administration de gènes ont été décrits : les vecteurs viraux, les vecteurs non viraux (sous forme de particules telles que les nanoparticules, les liposomes ou les dendrimères) et l'injection directe de matériel génétique dans les tissus à l'aide de canons à gènes. Les applications des outils nanotechnologiques dans la thérapie génique humaine ont été largement passées en revue par Davis, qui a décrit des vecteurs non viraux basés sur des nanoparticules (généralement de 50 à 500 nm de taille) qui ont déjà été testés pour transporter de l'ADN plasmidique. Il a souligné que la nanotechnologie en thérapie génique serait appliquée pour remplacer les vecteurs viraux actuellement utilisés par des vecteurs génétiques nanométriques potentiellement moins immunogènes. Ainsi, la délivrance de gènes réparés ou le remplacement de gènes incorrects sont des domaines dans lesquels les objets nanométriques pourraient être introduits avec succès.[8]

10. Traitement orthodontique

Les nanorobots orthodontiques pourraient manipuler directement les tissus parodontaux, permettant un redressement, une rotation et un repositionnement vertical des dents rapides et indolores en quelques minutes ou quelques heures.

11. Photosensibilisateurs et supports

Les points quantiques peuvent être utilisés comme photosensibilisateurs et transporteurs. Ils peuvent se lier à l'anticorps présent à la surface de la cellule cible et, lorsqu'ils sont stimulés par la lumière UV, ils peuvent donner naissance à des espèces réactives de l'oxygène et ainsi être mortels pour la cellule cible.

12. Diagnostic du cancer de la bouche

NANOELECTROMECHANICALSYSTEMS (NEMS) Conversion d'un produit (bio)chimique en signal électrique CANTILEVER ARRAYSENSORS Technologie de détection de masse ultrasensible : Picogramme (10-12) - bactérie, Femtogramme (10-15) - virus, Attogramme (10-18) - ADN. MODALITÉ MULTIPLEXE - Détection d'un grand nombre de biomolécules différentes simultanément et en temps réel.

APPLICATIONS -

-- Diagnostic du diabète sucré et du cancer,

-- Détection de bactéries, de champignons et de virus

13.   Traitement du cancer de la bouche

NANOMATÉRIAUX POUR LA BRACHYTHÉRAPIE -- BrachySil™ (Sivida, Australie) délivre du 32P, essai clinique LIVRAISON DE MÉDICAMENTS À TRAVERS LA BARRIÈRE SANG-BRAIN / Traitement plus efficace des tumeurs cérébrales, des maladies d'Alzheimer et de Parkinson en cours de développement, NANOVECTEURS POUR LA THÉRAPIE GÉNIQUE Systèmes non viraux de délivrance de gènes

14.   Nanocomposites

Nanoproducts Corporation a réussi à fabriquer des nanoparticules discrètes non agglomérées qui sont distribuées de manière homogène dans des résines ou des revêtements pour produire des nanocomposites. La nanocharge utilisée comprend une poudre d'aluminosilicate ayant une taille moyenne de particule de 80 nm et un rapport 1:4 M de l'alumine à la silice et un indice de réfraction de 1,508.[36]

Actuellement, la nanotechnologie a eu son plus grand impact sur la dentisterie restauratrice en offrant des améliorations à des systèmes composites à base de résine déjà éprouvés cliniquement. Les composites à base de résine nanohybrides et nano-chargés sont généralement les deux types de matériaux composites de restauration désignés sous le nom de "nanocomposite". Caractérisés par des particules de charge de taille ≤100 nm, ces matériaux peuvent offrir des avantages esthétiques et de résistance par rapport aux systèmes composites à base de résine microchargés et hybrides conventionnels, principalement en termes de douceur, de polissabilité et de précision de la caractérisation de la teinte, ainsi qu'une résistance à la flexion et une microdureté similaires à celles des composites à base de résine postérieurs plus performants. Beun et ses collègues ont comparé les propriétés physiques des composites nano-remplis, hybrides universels et micro-remplis, et ont observé un module d'élasticité plus élevé avec le RBC nano-rempli que la plupart des hybrides testés.[8]

Avantages -

-- Dureté supérieure,

-- Résistance supérieure à la flexion,

-- module d'élasticité,

-- ... la translucidité,

-- Réduction de 50% du rétrécissement du remplissage,

-- Excellentes propriétés de manipulation

Nom commercial : Filtek O Supreme Universal Restorative Pure Nano O [36]

Il existe actuellement deux types distincts de nanocomposites dentaires, à savoir les nanocharges et les nanohybrides.

- Nanofills : ils contiennent des particules de taille nanométrique (1 à 100 nm) dans la matrice de résine, sans autres particules primaires de grande taille.

- Les nanohybrides : ils sont constitués de grosses particules (0,4 à 5 µm) auxquelles sont ajoutées des particules de taille nanométrique.

L'une des contributions les plus importantes en dentisterie a été le développement de la technologie des composites à base de résine contenant des oxydes inorganiques ou des charges de verre. Les composites collés ont l'avantage de conserver la structure saine de la dent avec la possibilité de la renforcer, tout en fournissant des restaurations acceptables sur le plan esthétique. Cependant, depuis de nombreuses années, aucun matériau composite n'a été en mesure de répondre à toutes les exigences des restaurations postérieures et antérieures.

Avant l'avènement de la nanotechnologie dans les matériaux dentaires, une catégorie de composites appelés "microfills" était utilisée pour les applications antérieures en raison de leur brillance initiale élevée et de leur rétention de polissage supérieure. Malheureusement, les composites microfill ne conviennent pas aux zones à forte contrainte (par exemple, les restaurations de classe I, II et IV) de la dentition. D'autre part, les matériaux composites "hybrides" contenant des mélanges de charges microniques et submicroniques étaient suffisamment solides et résistants à l'usure pour être utilisés pour les dents postérieures, mais n'avaient pas la rétention de polissage à long terme souhaitable pour les dents antérieures. L'utilisation de nanoparticules résout la difficulté susmentionnée en combinant une résistance mécanique élevée et une rétention de polissage à long terme dans un seul matériau.

Composites nano-remplis

Les nanofills sont des composites dentaires dans lesquels toutes les charges se situent dans la gamme 1-100nm. Deux types de nanoparticules ont été synthétisés et utilisés pour préparer les composites dentaires nanofill. Le premier est le plus courant et consiste en des particules nanomériques qui sont essentiellement des particules de silice monodispersées, non agrégées et non agglomérées. La surface des nanoparticules est traitée avec des agents de couplage au silane (par exemple, le 3-méthacryloxypropyltriméthoxysilane, MPTS) selon une méthode brevetée. Le MPTS est un matériau bifonctionnel, également connu sous le nom d'agent de couplage. Il contient une fonction ester de silice à une extrémité pour se lier à la surface inorganique et un groupe méthacrylate à l'autre extrémité pour rendre la charge compatible avec la résine avant le durcissement afin d'éviter toute agglomération ou agrégation. Le MPTS permet également la liaison chimique des nanomères à la matrice de résine pendant le durcissement. Plus récemment, des nanomères stabilisés de matériaux radio-opaques ont été synthétisés et utilisés dans des matériaux dentaires. Ainsi, des nanoparticules de zircone de taille moyenne inférieure à 50 nm ont été stabilisées avec du carboxylate et ont été préparées et utilisées comme charges dans des composites dentaires.

Les nanomères sont généralement issus de sols et présentent donc une monodispersité très élevée (c'est-à-dire une distribution de taille étroite). Pour cette raison, si des particules nanomères seules sont utilisées pour fabriquer des composites hautement chargés, les propriétés rhéologiques sont plutôt médiocres. Des tentatives ont été faites pour mélanger des nanomères de différentes tailles, mais elles n'ont guère permis d'améliorer la manipulation sans sacrifier les propriétés optiques.

Pour surmonter l'inconvénient de l'utilisation de particules nanomériques uniquement et pour éviter les inconvénients des composites nanohybrides, les chercheurs de la société 3M ont conçu un deuxième type de nanocharges appelées nanoclusters. Les nanoclusters sont fabriqués en frittant légèrement des oxydes nanomères pour former des clusters dont la distribution granulométrique est contrôlée, de manière à obtenir des composites présentant de bonnes propriétés rhéologiques. Des nanoclusters ont été synthétisés à partir de sols de silice ainsi que d'oxydes mixtes de silice et de zircone. La taille des particules primaires des nanomères utilisés pour préparer les clusters varie de 5 à 75 nm, tandis que les clusters ont une distribution plus large allant de 100 nm à un niveau submicronique et ont une taille moyenne de 0,6 μs. La figure 2.1 montre une image MEB d'un nanocluster de silice dans le composite 3M ESPE Filtek Supreme Plus (3M ESPE Filtek Supreme Plus Universal Restorative System, 3M ESPE Dental Products, 3M Center, St. Paul MN, 55144-1000) après que la matrice de résine ait été retirée par lavage à l'acétone. Les différences dans l'architecture des particules des nanomères, des nanoclusters et des charges microhybrides classiques sont facilement visibles sur les micrographies électroniques à transmission (MET) des composites préparés à partir de ces charges. Dans ce matériau, la surface des nanoclusters est traitée avec du MPTS pour assurer la compatibilité et la liaison chimique avec le système de résine.

Dans le composite dentaire commercial, les nanoclusters Filtek Supreme Plus ont été utilisés avec des nanomères pour fournir des nanocomposites appelés nanorecharges dans lesquels toutes les particules primaires de la matrice de résine ont une taille de l'ordre du nanomètre. Le système Filtek Supreme Plus de 3M ESPE était le seul nanoremplissage commercial disponible jusqu'à ce que son produit actualisé, le système Filtek Supreme Ultra, soit disponible plus récemment (Filtek Supreme Ultra Universal Restorative, 3M Oral Care Division, St. Paul, MN 55144-1000, USA). L'utilisation de charges nanoclusters sphéroïdales avec une large distribution granulométrique permet d'obtenir une charge de charge élevée, des caractéristiques de manipulation souhaitables et d'excellentes propriétés mécaniques.[3]

FIGURE 33 : Images micrographiques par transmission électronique du composite 2a. Composite avec nanoparticules grossissement X60 000, 2b. Composite avec nanoparticules à grossissement de 300 000, 2c. Composite avec charge hybride

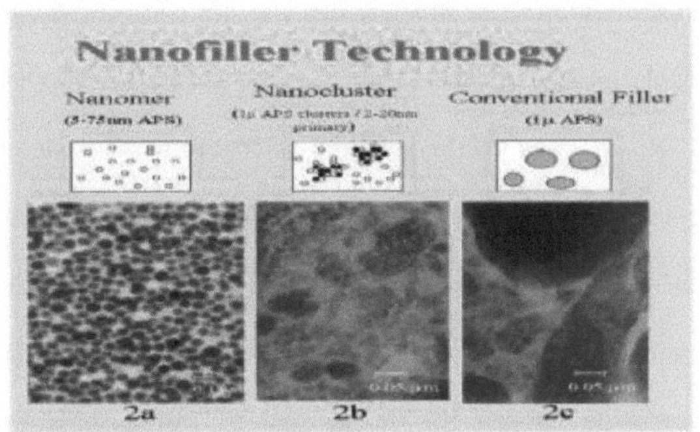

grossissement X300 000

Composites nanohybrides

L'utilisation de particules nanomères non agglomérées seulement conduit souvent à des propriétés rhéologiques indésirables dans un composite fortement chargé. Certains fabricants ont ajouté des particules plus grosses dans la gamme submicronique et micronique ou ont incorporé des charges organiques prépolymérisées pour améliorer les propriétés de manipulation des composites dans lesquels des nanomères étaient inclus. Les composites qui en résultent sont appelés nanohybrides. Ces matériaux ont des propriétés esthétiques améliorées par rapport aux hybrides et microhybrides traditionnels, mais comme la rétention du poli est régie par la taille des plus grosses particules, l'approche nanohybride souffre toujours de la perte des plus grosses particules et de la perte potentielle du brillant initial. Presque tous les grands fabricants dentaires ont maintenant introduit des produits commerciaux dans la catégorie des nanohybrides.[37]

15.   Composites à base de nanoparticules de phosphate de calcium et de fluorure de calcium

Il a été démontré que les matériaux qui libèrent des ions calcium, fluorure ou phosphate assurent la reminéralisation de la structure dentaire. En conséquence, l'utilisation de nanoparticules à base de phosphates de calcium et de fluorure de calcium dans les nanocomposites a été étudiée. Xu et al. ont rapporté la synthèse de nanoparticules de phosphate dicalcique anhydre incorporées dans des composites. Cependant, il était nécessaire d'incorporer des whiskers fusionnés à la nanosilice dans les composites pour que la résistance mécanique soit adéquate. Des résultats similaires ont été observés pour les composites dans lesquels des nanoparticules de fluorure de calcium ont été incorporées. Des nanohydroxyapatites ayant une taille de particule de 20 nm ont été synthétisées pour imiter les blocs de construction naturels de l'émail humain et se sont avérées avoir un effet réparateur anticarie. Le rapport émet l'hypothèse que les nano-HAP d'une taille de 20 nm partagent les mêmes caractéristiques que les blocs de construction naturels de l'émail et peuvent servir de matériau de réparation. Dans une autre étude, un nanocomposite expérimental contenant du phosphate de calcium amorphe s'est avéré avoir une action de reminéralisation sur l'émail déminéralisé, bien qu'une étude contrôlée comparant avec un matériau conventionnel dans des conditions similaires n'ait pas été rapportée.

16.   Les nanoparticules dans les systèmes de verre ionomère

Les verres ionomères conventionnels et modifiés par une résine (RMGI) sont des classes importantes de matériaux dentaires en raison de leur capacité à libérer des fluorures dans l'environnement oral et à reminéraliser la structure dentaire. En outre, les RMGI offrent une excellente compatibilité avec l'humidité et permettent de contrôler la sensibilité postopératoire. Cependant, leurs propriétés optiques ne sont pas idéales pour les situations où des restaurations hautement esthétiques sont souhaitables. Afin de préserver les propriétés bénéfiques de ces matériaux tout en améliorant les propriétés esthétiques, un nouveau matériau RMGI a été mis au point dans lequel des nanoclusters de silice et de zircone ainsi que des nanomères de zircone non agglomérés présentant un indice de réfraction et une fonctionnalité de surface adaptés ont été ajoutés à une charge de verre fluoroaluminosilcate unique pour fournir un RMGI à deux pâtes (3M ESPE Ketac Nano) (Ketac Nano Light Curing Glass Ionomer Restorative, 3M ESPE Dental Products, 3M Co, St. Paul, MN 55144-100. http:// solutions.3m.com/wps/portal/3M). Le mécanisme de prise et le comportement interfacial de ce nanoionomère pâteux, tel que rapporté dans une publication récente, se sont avérés comparables à ceux des types poudre-liquide classiques des RMGI et conventionnels, avec l'avantage supplémentaire d'une opacité visuelle extrêmement faible. L'opacité visuelle du nanoionomère résultant est très faible par rapport aux matériaux conventionnels. Pourtant, les propriétés mécaniques, la libération de fluorure, la capacité de reminéralisation, la force d'adhésion et les propriétés mécaniques n'ont pas été compromises. Des nanoparticules de titane ont également été dispersées dans des systèmes de verre ionomère conventionnels afin d'améliorer leur translucidité optique sans compromettre les propriétés mécaniques. Dans une autre approche, la nanohydroxyapatite et la nanofluorapatite ont été synthétisées à l'aide d'une méthode sol-gel à base d'éthanol, mélangées à des poudres commerciales de fluoroaluminosilicate et incorporées dans des systèmes conventionnels de verre ionomère pour améliorer leurs propriétés mécaniques.

Des nanoparticules de fluorure d'ytterbium et de sulfate de baryum ont été ajoutées à des ionomères de verre dans le but d'améliorer leur radio-opacité. Bien que l'amélioration de cette propriété ait été observée, d'autres propriétés telles que la résistance à la compression et le temps de prise ont souffert, ce qui indique que l'utilisation de nanoparticules ne garantit pas un produit supérieur et qu'une conception et une optimisation minutieuses des matériaux sont nécessaires.

FIGURE 34 : MEB d'un nanoionomère durci

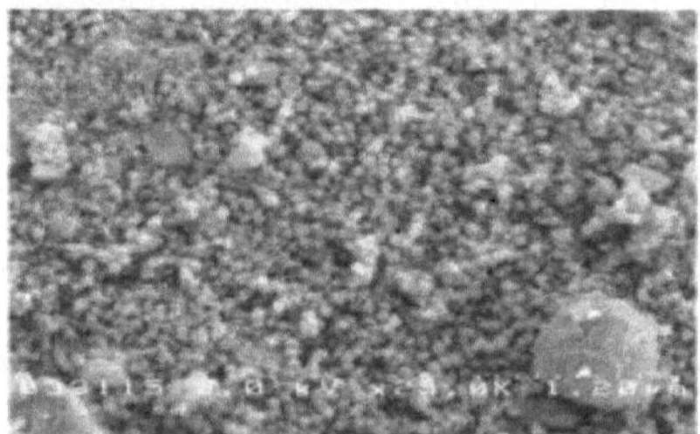

17.   La nanotechnologie dans les adhésifs dentaires

Afin d'augmenter la force cohésive des adhésifs dentaires, il est courant d'utiliser des particules de charge qui ont été traitées avec un silane polymérisable. Cependant, les liquides adhésifs n'étant pas très visqueux, les particules de charge ont tendance à se déposer au cours du stockage, ce qui peut entraîner un manque d'uniformité dans leurs performances. Pour surmonter cet inconvénient, des nanoparticules discrètes de silice ou de zircone traitées au silane, d'une taille comprise entre 5 et 7 nm, ont été ajoutées aux adhésifs dentaires. Ces particules sont trop petites pour être affectées par la gravité ou pour être visibles à l'œil nu et peuvent fournir des liquides adhésifs transparents. Des exemples de tels adhésifs sont l'adhésif 3M ESPE Single Bond Plus et l'adhésif 3M ESPE Scotch Bond SE. Ce dernier adhésif contient des nanoparticules de zircone pour conférer une radio-opacité à l'adhésif. L'analyse TEM a montré une distribution homogène des nanocharges dans les espaces interfibrillaires de l'interface de la couche hybride formée entre cet adhésif (Adper Single Bond 2) et la dentine. Des nanoparticules faiblement agglomérées d'oxyde de tantale et de silice avec une taille de particule primaire de 10 nm ont été préparées par pyrolyse à la flamme et incorporées dans des adhésifs dentaires expérimentaux. Des suspensions stables ont été obtenues sans diminution de la force d'adhésion.[37]

18.   Restaurateur en verre ionomère nano-polymérisable par la lumière

Mélange la nanotechnologie initialement développée pour Filtek™ Supreme Universal Restorative avec la technologie du fluoraluminosilicate (FAS).

<u>Avantages :</u>

1. Superbe polissage.

2. Excellente esthétique.

3. Amélioration de la résistance à l'usure

<u>Indications cliniques :</u>

- Restaurations des dents primaires.

- Restaurations transitoires.

- Petites restaurations de classe I.

- Restaurations en sandwich.

- Restaurations de classe III et V.

- Renforcement du noyau.[8]

19.   Nanosolution

Les Nanosolutions produisent des nanoparticules uniques et dispersibles, qui peuvent être utilisées dans les adhésifs. Cela permet d'assurer l'homogénéité et de garantir que l'adhésif est parfaitement mélangé à chaque fois. Nom commercial : Adper O Single Bond Plus Adhésif Single Bond.[36]

20.   Matériaux d'impression

Des nanocharges sont intégrées dans les vinylpolysiloxanes, produisant une addition unique de matériaux d'empreinte en siloxane. Le matériau présente un meilleur écoulement, des propriétés hydrophiles améliorées, d'où moins de vides à la marge et une meilleure coulée du modèle, une précision accrue des détails. Nom commercial : Nanotech Elite H-D.[36]

Avantages :

1. Une plus grande fluidité

2. Haute résistance à la déchirure,

3. Propriétés hydrophiles

4. Résistance à la déformation et à la chaleur

5. Un jeu d'encliquetage qui permet de réduire les erreurs dues aux micro-mouvements.[8]

21.   Dents de prothèses dentaires en nano-composite

La résistance à l'usure est la propriété physique la plus importante des dents de la prothèse. Les dents de prothèse en porcelaine sont les plus résistantes à l'usure, mais elles sont fragiles, n'adhèrent pas à la base de la prothèse et sont difficiles à polir. Les dents de prothèse en résine acrylique sont plus faciles à recontourner, mais elles subissent une usure excessive. Les dents de prothèse en nanocomposite sont composées de polyméthacrylate de méthyle (PMMA) et de particules de charge de taille nanométrique uniformément dispersées.

Avantages :

- Hautement polissable,

- matériau résistant aux taches et aux chocs

- Une structure de surface vivante

- Dureté de surface et résistance à l'usure supérieures[8]

22.   Nanoencapsulation

Le SWRI [South West Research Institute] a mis au point des systèmes de libération ciblée qui englobent des nanocapsules, notamment de nouveaux vaccins, des antibiotiques et l'administration de médicaments avec des effets secondaires réduits.

À l'heure actuelle, l'Université d'Osaka au Japon [2003] a mis au point l'administration ciblée de gènes et de médicaments dans le corps humain sous une forme inactivée inoffensive dans le foie. Des particules L d'enveloppe du virus de l'hépatite B modifiées ont pu former des nanoparticules creuses présentant un peptide indispensable à l'entrée spécifique du virus dans le foie humain. De futures nanoparticules spécialisées pourraient être conçues pour cibler les tissus buccaux, y compris les cellules dérivées du parodonte [Yamada et al, 2003].

Autres produits fabriqués par SWRI

a. Vêtements de protection et masques filtrants, utilisant des nanoémulsions et nanoparticules antipathogènes.

b. Appendices médicaux pour une cicatrisation instantanée --- Nanofibres biodégradables - plateforme d'administration d'hémostatiques --- Pansements avec nanofibres de soie en cours de développement --- Particules d'argent nanocristallines aux propriétés antimicrobiennes sur les pansements [Acticoat™, UK] c. Nanocarriers ciblant les os

Un biomatériau à base de phosphate de calcium a été développé. Ce biomatériau osseux est une pâte facilement fluide et moulable qui se conforme et s'intercale dans l'os hôte. Il favorise la croissance des cellules cartilagineuses et osseuses.[36]

23.   Application du plasma laser pour la parodontie

Lorsque la taille des particules de TiO2 est réduite à l'échelle nanométrique (20 à 50 nm) et qu'elles sont présentes sur la peau humaine sous la forme d'une émulsion gélatineuse, elles présentent des propriétés intéressantes. Ainsi, lorsqu'elles sont irradiées par des impulsions laser, ces particules peuvent être optiquement décomposées et produire des effets connexes. Tels que - Onde de choc - Micro-abrasion des tissus durs - Stimulation de la production de collagène **Applications cliniques :**

1. Traitements parodontaux

2. Élimination de la mélanine

3. Incision des tissus mous sans anesthésie

4. Préparation des caries

5. Coupe de l'émail et de la dentine.[8]

24.   Prothèse d'implant

Les nanotechnologies peuvent produire des surfaces dont la topographie et la chimie sont contrôlées, ce qui aiderait à comprendre les interactions biologiques et à développer de nouvelles surfaces d'implant avec des propriétés d'intégration tissulaire prévisibles. Les surfaces nanostructurées peuvent contrôler les voies de différenciation vers des lignées spécifiques et, en définitive, orienter la nature des tissus péri-implantaires. En outre, il est possible d'incorporer des médicaments biologiquement actifs tels que des antibiotiques ou des facteurs de croissance pendant la précipitation des revêtements CaP sur les implants en titane. Par rapport à un alliage de titane recouvert de bosses de taille micrométrique, environ 60 % de nouvelles cellules supplémentaires sont cultivées sur le même alliage contenant des caractéristiques à l'échelle nanométrique

ex : Nanotite™ Nano-Coated Implant.[8]

25.   Nano-aiguilles

Des aiguilles de suture incorporant des cristaux d'acier inoxydable de taille nanométrique ont été développées.   Nom commercial : Sandvik Bioline, aiguilles RK 91™ [AB Sandvik, Suède]. Des nanopincettes sont également en cours de développement, ce qui rendra possible la chirurgie cellulaire dans un avenir proche.[36]

26.   Matériaux de remplacement osseux

Chen et al. ont profité de ces derniers développements dans le domaine des nanotechnologies pour simuler le processus naturel de biominéralisation afin de créer le tissu le plus dur du corps humain, l'émail dentaire, en utilisant des unités microarchitecturales hautement organisées de cristaux d'hydroxyapatite de calcium de type nanorod, disposés de manière à peu près parallèle les uns aux autres.[8]

Les nanoparticules d'hydroxyapatite utilisées pour traiter les défauts osseux sont Ostim® (Osartis GmbH, Allemagne) HA, VITOSS® (Orthovita, Inc., USA) HA + TCP, NanOss™ (Angstrom Medica, USA) HA.[19]

Obstacles à surmonter -

- Positionnement et assemblage précis de pièces à l'échelle moléculaire.

- Technique économique de production de masse de nanorobots.

- Coordination simultanée des activités d'un grand nombre de robots indépendants à l'échelle micrométrique.

- Question de biocompatibilité.

- Financement et questions stratégiques.

- Intégration insuffisante de la recherche clinique.

- Transformation inefficace du concept en produit en raison d'un capital-risque insuffisant, d'une bureaucratie excessive et d'un manque d'apport médical.

- Questions sociales d'acceptation par le public, d'éthique, de réglementation et de sécurité humaine.[8]

CHAPITRE 8

LES NANOTECHNOLOGIES DANS L'INTERVENTION CHIRURGICALE

Induction de l'anesthésie

Pour induire une anesthésie orale à l'ère de la nanodentisterie, une suspension colloïdale contenant des millions de nanorobots dentaires actifs analgésiques de taille micrométrique sera installée sur la gencive du patient. Après être entrés en contact avec la surface de la couronne ou de la muqueuse, les nanorobots ambulants atteignent la dentine en migrant dans le sillon gingival et en traversant sans douleur la lamina propria, ou la couche de tissu lâche de 1 à 3 microns d'épaisseur, à la jonction cémento-dentinaire. Après avoir atteint la dentine, les nanorobots pénètrent dans les trous des tubules dentinaires de 1 à 4 microns de diamètre et se dirigent vers la pulpe, guidés par une combinaison de gradients chimiques, de différences de température et même de navigation positionnelle, le tout sous le contrôle d'un nano-ordinateur embarqué.[70]

En supposant une longueur totale de parcours d'environ 10 mm entre la surface de la dent et la pulpe, et une vitesse de déplacement modeste de 100 microns/seconde, les nanorobots peuvent effectuer le trajet jusqu'à la pulpe, dans la chambre, en 100 secondes.

FIGURE 35 : Nanorobots dans l'anesthésie locale

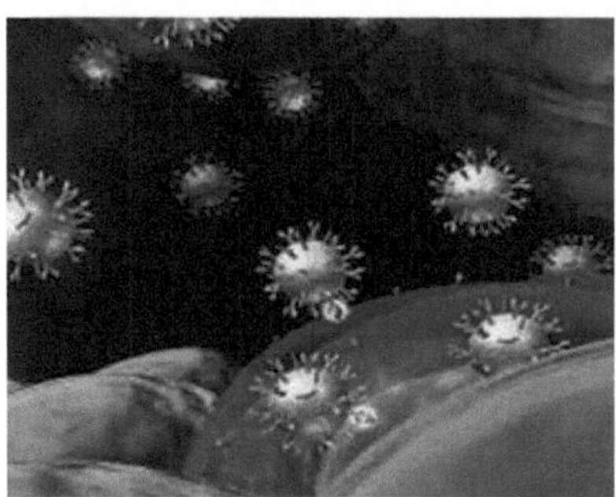

Une fois installés dans la pulpe et ayant établi un contrôle sur le trafic des impulsions nerveuses, les nanorobots dentaires analgésiques peuvent être commandés par le dentiste pour supprimer toute sensibilité dans une dent particulière qui peut nécessiter un traitement. Lorsque le dentiste appuie sur l'icône de la dent souhaitée sur l'écran du contrôleur portable, la dent sélectionnée s'engourdit immédiatement (ou inversement, plus tard, sur commande, se réveille). Une fois les procédures orales terminées, le dentiste ordonne aux nanorobots (via les mêmes liaisons de données acoustiques) de rétablir toutes les sensations, d'abandonner le contrôle du trafic nerveux et de sortir de la dent par les mêmes voies que celles utilisées pour l'entrée, puis l'aspiration.

Les analgésiques nanorobotiques offrent un plus grand confort au patient et une anxiété réduite, l'absence d'aiguilles, une plus grande sélectivité et contrôlabilité de l'effet analgésique, une action commutable rapide et totalement réversible, et l'évitement de la plupart des effets secondaires et des complications.[42]

Nano-aiguilles

Des aiguilles de suture incorporant des cristaux d'acier inoxydable de taille nanométrique ont

été développées.

Nom commercial : Sandvik Bioline, RK 91[TM] aiguilles.

Des nanopincettes sont également en cours de développement, ce qui rendra possible la

chirurgie cellulaire dans un avenir proche.[8]

Nanorobots orthodontiques

Les nanorobots orthodontiques pourraient manipuler directement les tissus parodontaux,

notamment la gencive, le ligament parodontal, le cément et le cornet alvéolaire, ce qui

permettrait un redressement, une rotation et un repositionnement vertical rapides et indolores

des dents en quelques minutes ou quelques heures. Cela contraste avec les techniques actuelles

de redressement des molaires, qui nécessitent des semaines ou des mois.[71]

FIGURE 36 : Nanorobots orthodontiques

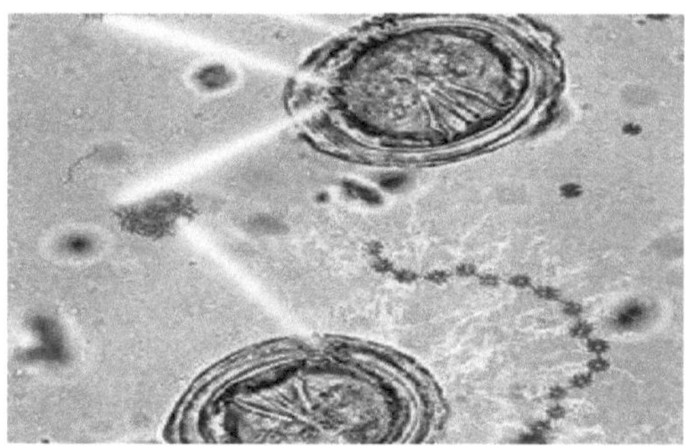

Matériaux de remplacement osseux nanométriques

Les nanoparticules d'hydroxyapatite utilisées pour traiter les défauts osseux le sont :

- Ostim ® (osartis GmbH Allemagne) HA.

- VITOSS ® (orthovita Inc, USA) HA+TCP

- NanOss[TM] (Angstrom Medica, USA) HA.[8]

LES NANOTECHNOLOGIES EN PARODONTOLOGIE

Face à la tendance irrépressible au vieillissement de la population, tant dans les pays en développement que dans les pays développés, les scientifiques du domaine de la médecine régénératrice et de l'ingénierie tissulaire sont continuellement à la recherche de nouvelles façons d'appliquer les principes de la transplantation cellulaire, de la science des matériaux et de la bio-ingénierie pour construire des substituts biologiques qui restaureront et maintiendront la fonction normale des tissus malades ou blessés. En outre, le développement de moyens plus raffinés pour administrer des médicaments à des niveaux thérapeutiques à des sites spécifiques est une question clinique importante. Les applications de cette technologie en dentisterie, et en parodontologie, ne font pas exception à la règle, car on constate que la destruction parodontale augmente en prévalence avec l'âge.

Les procédures cliniques traditionnelles de détartrage, de planification radiculaire et de chirurgie parodontale à lambeau, si elles sont suivies de soins parodontaux de soutien postopératoires adéquats, permettent, dans la plupart des cas, de gérer avec succès les maladies parodontales évolutives. Plus récemment, le traitement régénérateur des défauts parodontaux à l'aide d'un agent ou d'une procédure a suscité un énorme intérêt de la part des spécialistes des matériaux, mais aussi des entreprises privées et des organisations gouvernementales, en raison de son potentiel économique considérable et de son importance scientifique. L'un des domaines émergents est l'ingénierie tissulaire qui cherche à développer des techniques et des matériaux pour aider à la formation de nouveaux tissus pour remplacer les tissus endommagés. L'ingénierie tissulaire guidée a été utilisée avec succès dans le traitement des défauts intraosseux et des défauts de furcation. Une revue plus générale des concepts d'ingénierie tissulaire en termes de régénération parodontale a été réalisée par Bartold et al. Les stratégies nécessaires à la régénération complète des tissus humains devraient être le but ultime du domaine de la médecine et de l'ingénierie régénératives. Cependant, pour de nombreux tissus, cet objectif reste insaisissable. Néanmoins, des progrès significatifs ont été réalisés ces dernières années avec le développement et l'introduction de divers matériaux métalliques et polymères structurés à l'échelle nanométrique et le développement de nombreux biomatériaux qui forment des interfaces idéales avec les tissus. En utilisant les processus naturels comme guide, des avancées substantielles ont été réalisées aux interfaces des nanomatériaux et de la biologie, notamment la fabrication de matériaux en nanofibres pour la culture cellulaire tridimensionnelle et l'ingénierie tissulaire. Un exemple de ces applications dans la gestion des maladies parodontales est l'évaluation de deux composants cellulaires typiques d'une interface tissu dur / tissu mou, comme le ligament parodontal / mandibule et le tendon rotulien / tibia. L'ingénierie tissulaire de ces interfaces complexes nécessite un système d'échafaudage contigu avec au moins deux types de cellules associées à l'ingénierie des tissus conjonctifs durs et mous. Dans le domaine pharmaceutique, les liposomes et les micro- et nanoparticules à base de polymères font actuellement l'objet d'intenses travaux de recherche et de développement. En outre, les particules métalliques, qui ont été introduites dans la première moitié des années 1980, connaissent actuellement une renaissance. Une toute nouvelle génération de biocapteurs basés sur les propriétés optiques des nanocristaux et nanoparticules d'or colloïdal est prête à être mise en œuvre dans le diagnostic et l'imagerie médicale, ainsi que dans les essais de marquage de l'ADN en sandwich. En ce qui concerne les applications thérapeutiques, il est possible d'explorer le potentiel des nanoparticules métalliques et polymères pour répondre à la nécessité d'une libération contrôlée précise et opportune des médicaments en synthétisant des matériaux aux structures sur mesure, telles que des sphères creuses hybrides et des structures cœur-coquille.[72]

D'après la définition fournie par la National Nanotechnology Initiative, les nanotechnologies exploitent des phénomènes spécifiques et la manipulation directe de matériaux à l'échelle nanométrique. Cependant, les nanotechnologies sont bien plus que l'étude des petites choses ; il s'agit de la recherche et du développement de matériaux, de dispositifs et de systèmes présentant des propriétés physiques, chimiques et biologiques différentes de celles que l'on trouve à plus grande échelle. Ainsi, les nanotechnologies peuvent être considérées comme un vaste ensemble de technologies - issues de domaines divers tels que la physique, la science des matériaux, l'ingénierie, la chimie, la biochimie, la médecine et l'optique - dont chacune peut avoir des caractéristiques et des applications différentes. Par conséquent, l'objectif de cette revue n'est pas de couvrir le développement des nanotechnologies dans tous les domaines et leur impact sur les maladies parodontales. Elle se concentrera plutôt sur le développement des nanomatériaux et leur potentiel d'utilisation dans la gestion des maladies parodontales, y compris le diagnostic et le traitement.[73]

Tissus et nanostructures dentaires

Bien que l'émail des dents, le cément et l'os soient composés d'assemblages organisés de cristaux d'apatite hydroxylée carbonatée, l'émail est inhabituel car il ne contient pas de collagène et ne se remodèle pas. L'auto-assemblage de la protéine amélogénine en nanosphères a été reconnu comme un facteur clé dans le contrôle de la croissance orientée et allongée des cristaux d'apatite carbonatée pendant la biominéralisation de l'émail.

En 2005, Du et al ont rapporté la formation in vitro de structures de microrubans biréfringents générés par l'assemblage supramoléculaire de nanosphères d'amélogénine. Ces microrubans ont des diagrammes de diffraction qui indiquent une structure périodique d'unités cristallines le long de l'axe long. La croissance des cristaux d'apatite orientés parallèlement à l'axe long des microrubans a été observée in vitro. Les réseaux linéaires (chaînes) de nanosphères observés comme états intermédiaires avant la formation des microrubans ont donné une indication importante sur la fonction de l'amélogénine dans le contrôle de la croissance orientée des cristaux d'apatite pendant la minéralisation de l'émail. Il reste à déterminer si des processus similaires impliquant l'assemblage supramoléculaire de nanostructures peuvent être impliqués dans d'autres tissus minéralisés tels que l'os ou le cément.

<u>NANOMATÉRIAUX ET AUTO-ASSEMBLAGE</u>

Les nanomatériaux sont les matériaux dont les composants sont inférieurs à 100 nm dans au moins une dimension, y compris les amas d'atomes, les grains d'une taille inférieure à 100 nm, les fibres d'un diamètre inférieur à 100 nm, les films d'une épaisseur inférieure à 100 nm, les nano-trous et les composites qui sont une combinaison de ces éléments. La composition peut être toute combinaison d'éléments d'origine naturelle. Comme les nanoparticules ont des effets de surface, des effets de taille et des effets quantiques importants, les nanocomposites présentent généralement des propriétés de performance bien meilleures que les matériaux traditionnels. Ces propriétés améliorées comprennent une meilleure ténacité, une plus grande rigidité, une meilleure transparence, une résistance accrue aux rayures, à l'abrasion, aux solvants et à la chaleur, et une diminution de la perméabilité aux gaz. En outre, les nanoparticules ont des propriétés particulières, notamment chimiques, optiques, magnétiques et électro-optiques, qui diffèrent de celles des molécules individuelles ou des espèces en vrac.[74]

Ces propriétés importantes des nanoparticules répondent à la demande intrigante de concevoir des films nanocomposites multifonctionnels, qui couvrent les propriétés des matériaux inorganiques et organiques et offrent d'immenses perspectives pour le développement de diodes électroluminescentes, de dispositifs optiques non linéaires, de résistances, de capteurs, de films électriquement conducteurs et de membranes de séparation des gaz. Les nanoparticules inorganiques actuellement utilisées ou en cours de développement comprennent les nanoparticules semi-conductrices, les nanoparticules métalliques, les nanoparticules d'oxyde métallique, les nanoparticules de silice, les polyoxométalates et les nanocristaux d'or. Une autre caractéristique importante des matériaux nanostructurés est le développement de l'auto-assemblage. Il s'agit d'une organisation autonome de composants en motifs ou structures sans intervention humaine.[75]

L'ensemble du processus peut être manipulé et facilité par la mise en place de conditions appropriées. Il est important de noter que, dans le contexte de l'auto-assemblage de nanostructures, il existe un concept simple, à savoir que les cellules et les tissus s'auto-assemblent et que, par conséquent, la compréhension de la vie passe par la compréhension de l'auto-assemblage. Les cellules et les tissus offrent également d'innombrables exemples d'auto-assemblage fonctionnel qui stimulent la conception de systèmes non vivants. En effet, l'auto-assemblage est l'une des rares stratégies pratiques permettant de réaliser des ensembles de nanostuctures et constitue donc l'élément essentiel des nanotechnologies.

L'auto-assemblage est commun à de nombreux systèmes dynamiques à plusieurs composants, qu'il s'agisse de matériaux intelligents, de structures autoréparables, de capteurs en réseau ou de réseaux informatiques. L'auto-assemblage a été classé en processus statiques et dynamiques selon que le système dissipe ou non de l'énergie. Dans l'auto-assemblage statique, la formation d'une structure ordonnée nécessite de l'énergie, mais elle est stable une fois qu'elle est formée.

Lors du choix d'un matériau pour l'auto-assemblage, les matériaux doivent avoir un nombre critique de groupes chargés, en dessous duquel la procédure d'assemblage ne fonctionne pas du tout. Pour former une multicouche stable bien définie, les matériaux appariés doivent présenter une densité de charge opposée appropriée. Pour faciliter les études analytiques, les matériaux doivent porter certains groupes fonctionnels, qui peuvent être détectés par des instruments analytiques.

Les matériaux polyélectrolytes portant un certain nombre de groupes chargés sont le plus souvent utilisés dans l'auto-assemblage car ils permettent de former des films stables, lisses et homogènes avec un certain nombre de groupes fonctionnels. Les polyélectrolytes les plus utilisés à ce jour sont des polymères disponibles dans le commerce. Les polyélectrolytes cationiques comprennent la poly (éthylèneimine), la poly (allylamine), le poly (chlorure de diallyldiméthylammonium), le poly (chlorhydrate d'allylamine) et la diazorésine. Les polyélectrolytes anioniques sont le poly (styrène sulfonate), le poly (vinylsulfate) et le poly (acide acrylique). Parmi ceux-ci, les systèmes les mieux étudiés sont le poly (allylamine), le poly (sulfonate de styrène). Parmi les autres polymères d'intérêt actuel, citons la polyaniline, la polyvinylpyrrolidone, l'alcool polyvinylique, le polyacrylamide et l'oxyde de polyéthylène.

Les forces motrices les plus universelles pour établir l'auto-assemblage sont les interactions électrostatiques attractives entre les charges positives et négatives. D'autres interactions telles que les interactions hydrophobes, les interactions de transfert de charge, les liaisons H, les liaisons de coordination et les liaisons covalentes apparaissent également comme des forces importantes à exploiter à des fins d'auto-assemblage.[76]

Auto-assemblage de matrices extracellulaires

La régénération des tissus durs et mous autour d'un implant solide, ou le développement de nouveaux tissus pour remplacer les matériaux biodégradables implantés, ouvrira de nouvelles perspectives dans le domaine de la régénération tissulaire. Actuellement, l'un des principaux défis dans ce domaine est d'intégrer différentes fonctions dans des matrices extracellulaires synthétiques. Idéalement, ces matrices se comporteront comme un adhésif mécaniquement solide, permettant la fixation immédiate de l'implant avant que les processus à médiation cellulaire ne prennent le relais des processus de régénération tissulaire. Plus important encore, la matrice extracellulaire synthétique devra remplir des fonctions telles que le maintien de la viabilité et de la prolifération des cellules, l'établissement d'un réseau de vaisseaux sanguins et la fourniture d'un support suffisant pour empêcher l'effondrement des tissus. Il a été démontré que des nanostructures auto-assemblées bien organisées peuvent être fabriquées. Dans cette catégorie de structures, on trouve trois classes différentes d'architectures de type copolymère bloc : les copolymères diblocs bobine-bobine, les copolymères diblocs tige-bobine et les oligomères diblocs tige-bobine.[77]

FIGURE 37 : Nanostructures supermoléculaires aux formes bien définies

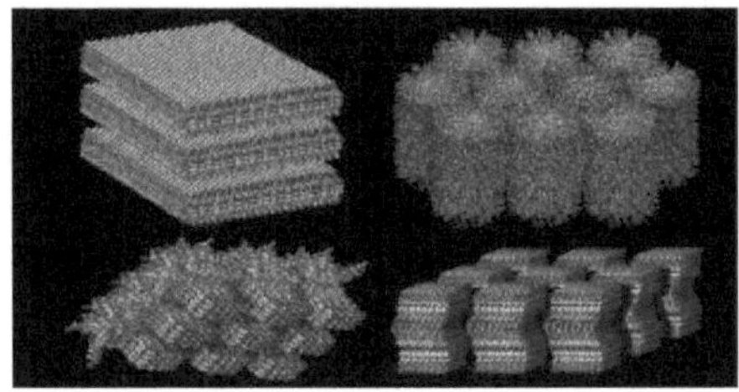

Un exemple d'une telle nanostructure est montré dans lequel la structure synthétique, analogue aux protéines repliées dans la définition des secteurs chimiques, de la forme et de la topographie, construit des blocs pour des matériaux qui s'emballent de manière à remplir efficacement l'espace. On remarque que les objets plats tels que les polymères bidimensionnels sont susceptibles de former des structures en couches, que les tubules et les tiges s'alignent uniaxialement et que les nanostructures de forme et de taille identiques telles que les parallélépipèdes sont susceptibles de s'empiler en une grande variété de super-réseaux. L'emballage tridimensionnel peut également être facilement prédit et fabriqué si des formes géométriques simples telles que des objets plats, des tiges et des tubules sont utilisées.

Récemment, les développements dans ce domaine ont vu l'utilisation de l'auto-assemblage induit par le pH d'un peptide-amphiphile pour construire artificiellement un échafaudage fibreux nanostructuré avec les caractéristiques structurelles de la matrice extracellulaire. De plus, après réticulation, les fibres nouvellement produites sont capables de diriger la minéralisation de l'hydroxyapatite pour former un matériau composite dans lequel les axes cristallographiques de l'hydroxyapatite sont alignés avec le grand axe des fibres. Cet alignement semble être le même que celui observé in vivo entre les fibrilles de collagène et les cristaux d'hydroxyapatite dans l'os. D'autres développements ont inclus la synthèse et la caractérisation d'une série de biomatériaux auto-assemblés avec des caractéristiques moléculaires conçues pour interagir avec les cellules et les échafaudages pour la régénération des tissus.[77,78,79]

NANOMATÉRIAUX AVEC NANOPARTICULES SPHÉRIQUES

La perspective d'une nouvelle génération de matériaux basés sur l'assemblage de nanoparticules en arrangements bidimensionnels et tridimensionnels étendus dans l'espace est une force motrice majeure dans le domaine en pleine émergence de la recherche sur les nanomatériaux. Les nanoparticules, les molécules de conception qui régissent le comportement macroscopique de ces nouveaux matériaux, peuvent être construites selon une vaste gamme de principes de conception, promettant un réglage sans précédent des propriétés des matériaux. La distribution uniforme de nanoparticules inorganiques dans des matrices polymères sans agrégation est l'un des critères les plus importants dans la préparation de nanocomposites polymères/inorganiques (PINS). Decher et al (1997) ont introduit une méthode qui permet la construction d'assemblages multicouches basés sur l'adsorption couche par couche, différente de la construction de telles multicouches sur des substrats macroscopiquement plats.

Caruso et al (1998) ont développé une nouvelle méthode pour la production de matériaux cœur-coquille de taille, de topologie et de composition données et l'élimination ultérieure du cœur par dissolution pour produire des particules creuses ou par décomposition pour obtenir des coquilles polymères creuses.

La fabrication de sphères inorganiques creuses en silice et de sphères hybrides inorganiques peut être réalisée par l'auto-assemblage électrostatique couche par couche de multicouches de nanoparticules de silice (SiO2)-polymère, suivi de l'élimination du noyau du modèle et, éventuellement, du polymère. Des panicules de latex de polystyrène de 640 nm de diamètre ont été utilisées comme gabarits, et des particules de SiO2 d'environ 25 nm de diamètre ont été utilisées comme nanoparticules de revêtement. Ces nanoparticules s'auto-assemblent électrostatiquement sur le polymère cationique linéaire poly(chlorure de diallyldiméthylammonium) (PDADMAC). L'épaisseur de la paroi des sphères creuses et, en définitive, leur forme et leur stabilité dépendent du nombre de cycles de dépôt de la couche de SiO2 sur le PDADMAC.[80]

Il a été démontré que la technique d'auto-assemblage couche par couche, lorsqu'elle est appliquée pour produire des multicouches de polymères composites de nanoparticules de SiO2 sur des colloïdes, associée à l'élimination du noyau (et éventuellement du polymère), fournit une méthode efficace pour fabriquer des sphères creuses inorganiques et hybrides inorganiques dans la gamme de taille submicrométrique à micrométrique.

FIGURE 38 : Procédures de préparation des sphères creuses inorganiques et hybrides

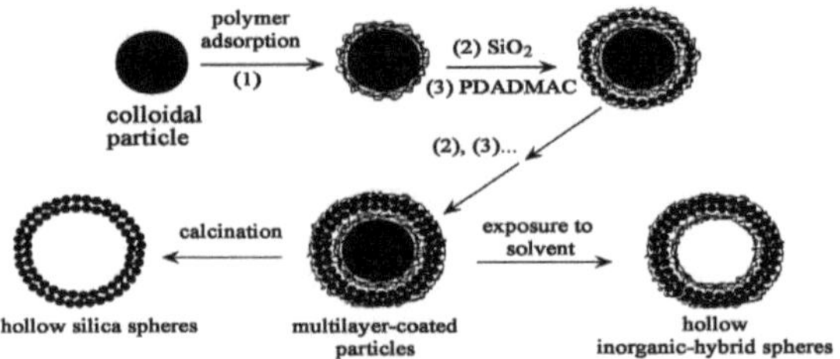

L'utilisation de cette méthode pour fabriquer des sphères creuses présente un certain nombre d'avantages importants. Tout d'abord, l'épaisseur des parois de la sphère creuse peut être facilement contrôlée en faisant varier le nombre de cycles de déposition. Deuxièmement, la taille et la forme des sphères produites sont déterminées par les dimensions du colloïde de modelage employé. Troisièmement, la méthode est généralement applicable à une grande variété de particules inorganiques chargées, rendant ainsi possible la production de diverses sphères creuses inorganiques (telles que TiO2 et ZrO2) et composites (nanoparticule magnétique et SiO2 ou TiO2).[80]

NANOSTRUCTURES CORE-SHELL

Les particules cœur-coquille ont attiré l'attention des chercheurs ces dernières années en raison du grand potentiel de protection, de modification et des propriétés fonctionnelles des particules de cœur avec des matériaux de coquille appropriés pour obtenir des performances physiques (optiques, mécaniques et magnétiques), chimiques (activité réactionnelle et catalytique) et biologiques (durcissement, administration et libération de médicaments) spécifiques. Les particules noyau-enveloppe possédant des enveloppes complètes et lisses peuvent être préparées à l'aide de diverses technologies, par exemple en introduisant des nanoparticules du matériau d'enveloppe souhaité, préparé par le procédé de micelles inversées, sur la surface des particules de noyau par adsorption électrostatique couche par couche, interactions hydrophiles et hydrophobes et frittage ultérieur.

Une telle approche synthétique présente de nombreux avantages. Le volume cubique confiné de l'ordre du micromètre ou du submicromètre permet de réaliser des synthèses chimiques dans une structure de solvant hautement organisée, ce qui peut donner lieu à de nouveaux nanomatériaux composites impossibles ou difficiles à synthétiser dans des milieux en vrac classiques.

Ce procédé permet également la fabrication in situ de nanoréacteurs remplis de composants catalytiques actifs, et il diminue également l'effet de surconcentration et de surchauffe du récipient de réaction lors de l'ajout de réactifs. Grâce à ces procédés, il est possible d'adapter différentes fonctionnalités aux microenvironnements à la suite d'une synthèse en une seule action, ce qui permet de modéliser et d'imiter les processus biochimiques dans les cellules vivantes et leurs compartiments au moyen de la chimie à l'échelle nanométrique.

Une synthèse biomimétique de l'apatite la plus typique - l'hydroxyapatite de calcium, $Ca_{10}(PO_4)_6(OH)_2$ - exclusivement à l'intérieur de capsules de polyélectrolyte chlorhydrate de polyallylamine / poly (styrène sulfonate) (PSS) a été décrite. L'épaisseur et la taille des particules de la couche d'YF3 formée en ajoutant des capsules chargées de F- à une solution aqueuse contenant des ions Y3+ dépendent fortement de la concentration du sel d'yttrium en solution. Par exemple, une couche de 50-100 nm constituée de particules de 7-10 nm est observée pour une concentration élevée en Y3+, alors que des agglomérats séparés attachés à la paroi interne sont formés à de faibles concentrations en Y3+ (< 10)6 M). Il a été rapporté que la stabilité mécanique de ces structures composites est plus élevée que celle notée pour les structures polyélectrolytes initiales.

Shchukin et al. (2003) ont également rapporté une méthode dans laquelle le PSS ou la polyaniline piégés dans l'émeraude, forment des molécules qui agissent comme des donneurs d'électrons pour la réduction de l'argent photoinduite à l'intérieur et à l'extérieur de l'enveloppe de la capsule.

Il est envisagé que les nanomatériaux synthétisés à l'intérieur du micromètre cubique confiné et du volume submicrométrique présentent un certain nombre d'avantages, notamment :

•   une activité catalytique élevée en raison de la morphologie des nanoparticules et de leur grande surface ;

•   une grande stabilité des nanoparticules contre l'agrégation ;

•   une enveloppe de microréacteur qui protège les nanomatériaux des impuretés

•   la formation de modifications métastables et amorphes :

•   la possibilité d'effectuer des synthèses en plusieurs étapes et d'obtenir des produits composites, hiérarchisés et de qualité.

•   les nanomatériaux d'architecture.[77,81,82]

COMPOSITES POLYVINYALCOOL/SILICE

La méthode d'auto-assemblage couche par couche décrite par Decher (1997) a été appliquée à l'alcool polyvinylique / silice (PVA / SiO2), le résultat étant un nouveau nanocomposite.

Tout d'abord, les nanoparticules de SiO2 sont chargées négativement et elles agissent comme des modèles pour adsorber les chaînes moléculaires de chlorhydrate de polyallylamine chargées positivement par interaction électrostatique d'adsorption. Les chaînes moléculaires d'alcool polyvinylique sont ensuite assemblées à la surface des nanoparticules de SiO2 par liaison hydrogène entre les groupes hydroxy de l'alcool polyvinylique et les groupes amino du chlorhydrate de polyallylamine. Enfin, les nanoparticules de SiO2 traitées sont uniformément dispersées dans une matrice d'alcool polyvinylique en vrac, qui est coulée dans une boîte de Pétri en polytétrafluoroéthylène, et séchée dans un four à vide pour obtenir un film nanocomposite d'alcool polyvinylique et de SiO2. Les nanoparticules de SiO2 sont distribuées de manière homogène dans les matrices d'alcool polyvinylique sous forme de nanoclusters dont le diamètre moyen varie de 15 nm à 240 nm selon la teneur en SiO2. Les nanoparticules de SiO2 ne sont pas assemblées dans le composite comme des particules individuelles mais comme des grappes de particules. Le nombre de nanoparticules dans un cluster dépend de la quantité de SiO2 ajoutée. Le diamètre moyen des nanoparticules de SiO2 utilisées étant de 14 nm seulement, une chaîne moléculaire complète de chlorhydrate de polyallylamine ou d'alcool polyvinylique est plus longue que la circonférence d'une seule particule et est capable d'assembler plus d'une nanoparticule de SiO2. La taille moyenne est inférieure à 30 nm lorsque la teneur en SiO2 est inférieure à 5 % en poids, ce qui indique qu'un amas de SiO2 ne comporte que des nanoparticules primaires (assez peu nombreuses). Cependant, pour des teneurs en SiO2 de 10 % en poids et 15 % en poids, la taille des amas de SiO2 est de 100 nm et 240 nm, respectivement, ce qui suggère que lorsque la teneur en SiO2 dépasse un certain niveau, les nanoparticules s'agrègent. Le comportement et la cinétique de cristallisation non isotherme des nanocomposites PVA /SiO2 ont été étudiés et comparés à ceux de l'alcool polyvinylique pur. Le degré de cristallinité (Xc), la température de cristallisation maximale (Tp), le demi temps de cristallisation (t1/2) et l'exposant d'Ozawa (m) dépendent fortement de la teneur en SiO2 et de la vitesse de refroidissement. L'énergie d'activation de la cristallisation (E), calculée avec le modèle de Kissinger, est nettement plus faible lorsqu'une petite quantité de SiO2 est ajoutée. Elle augmente ensuite progressivement et devient finalement supérieure à celle de l'alcool polyvinylique pur lorsqu'il y a plus de 10 % en poids de SiO2 dans le composite. Les propriétés mécaniques du composite polyvinylalcool SiO2 ont également été améliorées de manière significative par rapport à celles du polyvinylalcool pur. L'alcool polyvinylique, en tant que plastique, montre une courbe typique ayant une limite d'élasticité à 3,4% de déformation avec une contrainte maximale de 65,7MPa. Un changement du mécanisme de fracture est observé, de la fracture ductile avec une limite d'élasticité pour les composites à faible teneur en SiO2 (0,5-5% en poids) à la fracture fragile sans limite d'élasticité pour les composites à forte teneur en SiO2 (10 % en poids et 15 % en poids de SiO2 sont ajoutés à la matrice d'alcool polyvinylique, le composite devient très fragile.[83]

TISSUS ET NANOSTRUCTURES DENTAIRES

Bien que l'émail dentaire, le cément et les os soient composés d'assemblages organisés de cristaux d'apatite carbonatée, l'émail est inhabituel car il ne contient pas de collagène et ne se remodèle pas. L'auto-assemblage de la protéine amélogénine en nanosphères a été reconnu comme un facteur clé dans le contrôle de la croissance orientée et allongée des cristaux d'apatite carbonatée pendant la biominéralisation de l'émail dentaire. Du et al. ont rapporté la formation in vitro de structures de microrubans biréfringents générés par l'assemblage supramoléculaire de nanosphères d'amélogénine. Ces microrubans ont des diagrammes de diffraction qui indiquent une structure périodique d'unités cristallines le long de l'axe long. La croissance de cristaux d'apatite orientés le long de l'axe c et parallèles aux axes longs des microrubans a été observée in vitro. Les réseaux linéaires (chaînes) de nanosphères observés comme états intermédiaires avant la formation des microrubans donnent une indication importante sur la fonction de l'amélogénine dans le contrôle de la croissance orientée des cristaux d'apatite pendant la minéralisation de l'émail. Il reste à déterminer si des processus similaires impliquant l'assemblage supramoléculaire de nanostructures peuvent être impliqués dans d'autres tissus minéralisés tels que l'os ou le cément. La visualisation directe par microscopie électronique à transmission, microscopie électronique à balayage et microscopie à force atomique du microruban, développé par Du et al. a révélé que les plus grands agrégats étaient le résultat d'une association supplémentaire de nanosphères dans un arrangement linéaire.[84]

Les sous-unités à l'intérieur d'une nanosphère avaient une apparence quasi-sphérique, de 4 à 8 nm de diamètre, ce qui correspond à la mesure par diffusion dynamique de la lumière des oligomères d'amélogénine. Le pontage entre les nanosphères a été observé par de fins fils (flèche blanche dans l'encart), dont la largeur était à la même échelle que celle des sous-unités. La fusion de nanosphères adjacentes se manifeste par un partage des sous-unités (flèche noire dans l'encadré). L'alignement linéaire de plusieurs sous-unités était évident à l'intérieur de certaines nanosphères (encart supérieur). La poursuite de l'association des nanosphères a conduit à des niveaux plus élevés de structures hiérarchiques. Des chaînes de nanosphères ont également été observées par microscopie électronique à transmission comme un état intermédiaire avant la formation de microrubans. Les structures de nano-chaînes ont également été observées dans les microrubans par microscopie à force atomique. La gamme de taille des nanosphères (10-20 nm de diamètre) dans le microruban était conforme à la limite inférieure de la mesure de la diffusion dynamique de la lumière en solution. Les nano-chaînes de plus de 100 nm de long étaient alignées de manière à peu près parallèle à l'axe long des rubans.[84]

NANORODS/NANOFIBRES/NANOTUBES COMME MATÉRIAUX DENTAIRES

Les nanoparticules sont développées pour une multitude d'applicationsbiomédicales et biotechnologiques, notamment l'administration de médicaments, l'immobilisation d'enzymes et la transfection de l'ADN. Les nanoparticules sphériques sont généralement utilisées pour ces applications, mais cela ne fait que refléter le fait que les sphères sont plus faciles à fabriquer que les autres formes. Les nanofibres de moins de 100 nm de diamètre, y compris les nanorods, les nanoplaquettes, les nanotubes, les nanofibrilles et les fils quantiques, sont d'autres nanomatériaux importants largement explorés pour diverses applications, dont la gestion des maladies parodontales pourrait être une cible de choix.[75,85]

Nanorods

L'application de tensioactifs sous forme de micelles inversées ou de microémulsions pour la synthèse et l'auto-assemblage de structures nanométriques est l'une des méthodes les plus largement adoptées en nanotechnologie.

Chen et al. (2005) ont tiré parti de ces derniers développements dans le domaine de la nanotechnologie pour imiter le processus naturel de biominéralisation afin de créer le tissu le plus dur du corps humain. L'émail dentaire est constitué de prismes d'émail en utilisant des unités microarchitecturales hautement organisées de cristaux d'hydroxyapatite de calcium de type nanorod, disposés à peu près parallèlement les uns aux autres. Cette structure s'étend sur toute l'épaisseur de l'émail et est susceptible de jouer un rôle important dans la détermination des propriétés physico-chimiques uniques de l'émail.[86]

Comme nous l'avons vu plus haut, l'émail dentaire mature entièrement développé est constitué de prismes d'émail, des unités microarchitecturales hautement organisées, qui consistent en des faisceaux de cristaux d'hydroxyapatite de calcium semblables à des nanorouges, disposés de manière à peu près parallèle les uns aux autres.[73]

Nanotubes

Les nanotubes de carbone (NTC) sont une nouvelle forme de carbone, dont la configuration est équivalente à celle d'une feuille de graphène bidimensionnelle enroulée en tube. Il est cultivé aujourd'hui par plusieurs techniques en laboratoire et ne mesure que quelques nanomètres de diamètre et plusieurs microns de long. Les NTC peuvent être métalliques ou semi-conducteurs et offrent des possibilités étonnantes pour créer les futurs dispositifs, circuits et ordinateurs nanoélectroniques. Les NTC présentent des propriétés mécaniques extraordinaires : le module d'Young est supérieur à 1 Tera Pascal. Ils sont aussi rigides que le diamant. La résistance à la traction est estimée à 200 Giga Pascal. Ces propriétés sont idéales pour les composites renforcés, les systèmes nanoélectromécaniques (NEMS).[74]

Kohli et Martin (2003) ont indiqué que les structures de micro- et nanotubes qui ressemblent à de minuscules pailles à boire sont des alternatives et peuvent offrir des avantages par rapport aux nanoparticules sphériques pour certaines applications.

Parmi les exemples de nanotubes, citons les tubes en polymère organosilicié, les microtubes lipidiques auto-assemblés, les nanotubes de carbone fullerène, les nanotubes synthétisés à partir de modèles et les nanotubes peptidiques. Ils offrent certains avantages intéressants par rapport aux nanoparticules sphériques pour les applications biotechnologiques. Par exemple, les volumes internes plus importants (par rapport aux dimensions du tube) peuvent être remplis de toute espèce chimique ou biochimique souhaitée, allant des protéines aux petites molécules. En outre, les surfaces intérieures et extérieures distinctes peuvent être fonctionnalisées de manière différentielle par voie chimique ou biochimique. Les embouchures ouvertes peuvent également rendre la surface interne accessible et faciliter l'incorporation d'espèces dans les tubes. [87]

De nombreuses approches différentes ont été utilisées pour fabriquer des micro et des nanotubes :

- auto-assemblage moléculaire par application précise et contrôlée des forces intermoléculaires

- nanotubes synthétisés par gabarit - approche générale de la préparation de nanomatériaux qui implique la synthèse ou le dépôt du matériau souhaité dans les pores cylindriques et monodispersés d'une membrane de nanopore ou d'autres solides.

- polymérisation in-pore pour fabriquer des nanotubes métalliques

- dépôt chimique pour fabriquer des nanotubes métalliques

- la chimie sol-gel pour fabriquer des nanotubes composés de silice et d'autres matériaux inorganiques.[78]

Des réseaux de nanotubes de TiO2 et des nanostructures associées ont récemment été développés. Bien qu'elles aient été développées comme photocatalyseur et pour d'autres applications de capteurs, ces structures peuvent également être utiles comme nanostructure incorporée aux métaux des implants en titane pour les implants orthopédiques et dentaires. Des réseaux de nanotubes d'oxyde de titane alignés verticalement peuvent être fabriqués à la surface de substrats en titane par anodisation. Lors d'une immersion in vitro dans un fluide corporel simulé, le titanate de sodium à l'échelle nanométrique peut induire la nucléation et la croissance d'hydroxyapatite de dimensions nanométriques. La cinétique de formation de l'hydroxyapatite semble être significativement accélérée par la présence de telles nanostructures.

CHAPITRE 9

NANOMATÉRIAUX POUR L'ADMINISTRATION DE MÉDICAMENTS PARODONTAUX

Les nanomatériaux sont intéressants d'un point de vue fondamental car les propriétés d'un matériau (par exemple, le point de fusion, les propriétés électroniques, les propriétés optiques) changent lorsque la taille des particules qui composent le matériau devient nanoscopique. Avec de nouvelles propriétés, viennent de nouvelles opportunités de développement technologique et commercial, et des applications des nanoparticules ont été démontrées ou proposées dans des domaines aussi divers que la microélectronique, les revêtements et peintures, et la biotechnologie. Ces applications ont donné lieu au développement de produits nanopharmaceutiques, de nanocapteurs, de nanocommutateurs et de systèmes de nanotransporteurs. Chacun de ces éléments revêt une importance considérable dans le domaine de l'administration locale, ou ciblée, de médicaments.

Récemment, Pinon Segundo et al. (2005) ont produit et caractérisé des nanoparticules chargées de triclosan par le processus d'émulsification-diffusion, dans le but d'obtenir un nouveau système d'administration adéquat pour le traitement des maladies parodontales.[88]

Les nanoparticules ont été préparées en utilisant du poly (D,L- lactide coglycolide), du poly(D,L-lactide) et de l'acétate phtalate de cellulose. Le poly(alcool vinylique) a été utilisé comme stabilisateur. Les lots ont été préparés avec différentes quantités de triclosan afin d'évaluer l'influence du médicament sur les propriétés des nanoparticules. Des nanoparticules solides de moins de 500 nm de diamètre ont été obtenues. Ces nanoparticules de triclosan se comportent comme un système de délivrance de type matrice polymère homogène, avec le médicament (triclosan) dispersé de façon moléculaire. La cinétique de libération indique que la zone de déplétion se déplace vers le centre du dispositif à mesure que le médicament est libéré. Ce comportement suggère que la diffusion est le facteur de contrôle de la libération.

Une étude préliminaire in vivo utilisant ces nanoparticules a été réalisée chez le chien, en déterminant uniquement l'indice gingival (GI) et le saignement au sondage. En ce qui concerne l'indice gingival (GI), aux jours 1 et 8, il a été constaté qu'une inflammation sévère a été détectée dans les sites de contrôle et expérimentaux (GI 1/4 3). Il a été conclu que les nanoparticules de triclosan étaient capables d'effectuer une réduction de l'inflammation des sites expérimentaux. Cette étude a spécifiquement abordé la gestion parodontale ; cependant, les nanomatériaux, y compris la sphère creuse, la structure cœur-coquille, les nanotubes et les nanocomposites ont été largement explorés pour la libération contrôlée de médicaments. Il est concevable que tous ces matériaux puissent être développés à l'avenir pour des dispositifs d'administration de médicaments parodontaux.

Les médicaments peuvent être incorporés dans des nanosphères composées d'un polymère biodégradable, ce qui permet une libération programmée du médicament à mesure que les nanosphères se dégradent. Cela permet également l'administration de médicaments à des endroits spécifiques.[87]

Un bon exemple de la manière dont cette technologie pourrait être développée est le récent développement d'Arestin, dans lequel la tétracycline est incorporée dans des microsphères pour l'administration de médicaments par voie locale dans une poche parodontale.

<u>NANOMATÉRIAUX POUR L'INGÉNIERIE DES TISSUS PARODONTAUX</u>

Actuellement, les concepts d'ingénierie tissulaire pour la régénération parodontale sont axés sur l'utilisation d'échafaudages synthétiques pour la délivrance de cellules. Bien que l'utilisation de ces systèmes soit prometteuse, il est très probable que la prochaine génération de matériaux s'appuiera fortement sur la nanotechnologie et son potentiel pour les systèmes non biologiques auto-assemblés à des fins d'ingénierie tissulaire. Comme détaillé ci-dessus, les systèmes d'auto-assemblage pour les systèmes biologiques sont ceux qui subissent automatiquement des assemblages pré-spécifiés très proches des systèmes biologiques connus associés aux cellules et aux tissus. Grâce à ces principes, il est possible de construire des systèmes à l'échelle nanométrique, micro ou même macro. Les matériaux actuellement disponibles pour de telles constructions sont les métaux, les céramiques, les polymères et même les matériaux composites, dont le type n'a pas encore été développé. L'utilité clinique de ces matériaux d'auto-assemblage nanoconstruits réside dans leur capacité à être développés en nanodomaines ou nanophases, conduisant à des nanoblocs uniques dotés de capacités intégrées de nanocontrôle et de nanotransfert. À des fins d'ingénierie tissulaire, le potentiel des nanotechnologies n'est limité que par notre imagination. Notre capacité actuelle à créer des échafaudages en polymère pour l'ensemencement cellulaire, la délivrance de facteurs de croissance et l'ingénierie tissulaire est bien connue. À l'avenir, ces processus pourraient bien être manipulés par des nanodispositifs implantés sur les sites de lésions tissulaires. [89]

DENTIFRICE NANOROBOTIQUE (DENTIFROBOTS)

Un dentifrice nanorobotique à logement subocclusal, délivré par un bain de bouche ou un dentifrice, pourrait patrouiller toutes les surfaces supragingivales et sous-gingivales au moins une fois par jour, métabolisant la matière organique piégée en vapeurs inoffensives et inodores et effectuant un débridement continu du tartre. Des dentifrobots correctement configurés pourraient identifier et détruire les bactéries pathogènes résidant dans la plaque dentaire et ailleurs, tout en permettant aux 500 ou quelques espèces de microflore buccale inoffensive de se développer dans un écosystème sain.

Utilisé comme un bain de bouche contenant plein de nanomachines intelligentes pour identifier et détruire les bactéries pathogènes tout en permettant à la flore inoffensive de la bouche de s'épanouir dans un écosystème sain. Les dispositifs identifieraient les particules de nourriture, de plaque ou de tartre, et les soulèveraient des dents pour les rincer. Suspendus dans un liquide et capables de nager, les dispositifs seraient en mesure d'atteindre des surfaces hors de portée des poils des brosses à dents ou des fibres du fil dentaire. [90]

MATÉRIAUX DE REMPLACEMENT DES OS

Les nanoparticules d'hydroxyapatite utilisées pour traiter les défauts osseux sont

Ostim® (Osartis GmbH, Allemagne) - HA

Le substitut osseux Ostim® (dispositif médical de classe III) est une hydroxyapatite pure, nanocristalline, entièrement fabriquée par synthèse. Les cristaux sont en forme d'aiguille avec une taille moyenne de cristallite de 18 nm. En raison de sa nanostructure, Ostim® est entièrement dégradable après implantation. Il favorise la formation de nouvel os et stimule la guérison osseuse. Ostim est phagocyté par les macrophages et les ostéoclastes ; le processus de résorption est achevé en 15 à 20 semaines chez les animaux. Le matériau peut être utilisé en traumatologie, orthopédie, chirurgie de la colonne vertébrale et chirurgie maxillo-faciale.[8]

VITOSS® (Orthovita, Inc., USA)

Une forme améliorée de β-phosphate de tricalcium (β-TCP)

Structure très poreuse

- Conçu pour ressembler à l'os spongieux humain en termes de porosité et de structure.
- Environ 90 % d'espace poreux interconnecté, en volume
- Pores interconnectés dont la taille varie d'environ 1 mm à 1000 mm

- Des pores de petite taille pour une capillarité élevée et de bonnes propriétés de mèche.

- Des pores de plus grande taille pour la vascularisation et les incrustations osseuses.

FIGURE 39 : MEB de VITOSS à un grossissement de 1000x, montrant la structure

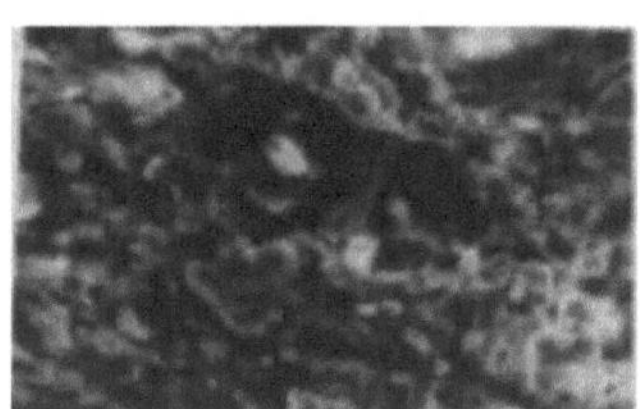

poreuse.

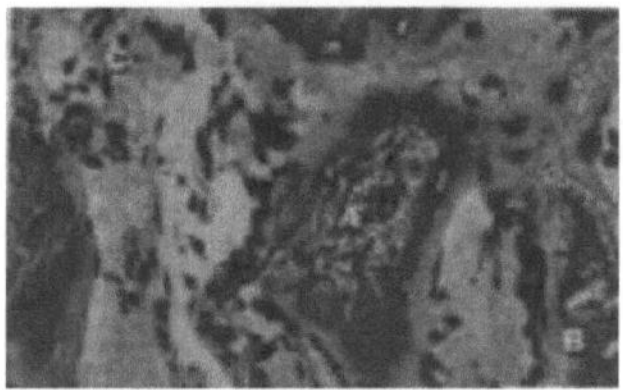

Centre du défaut huméral canin 6 semaines après l'implantation de VITOSS. Notez la nouvelle formation osseuse et le début de la résorption des VITOSS, comme en témoignent (A) le revêtement des VITOSS implantés par des ostéoblastes, (B) l'ostéoïde environnant qui se transforme en os sain, et (C) les VITOSS implantés engloutis par ce qui semble être des cellules géantes multinucléées ou des ostéoclastes.

NanOss™ (Angstrom Medica, USA)

Angstrom Medica exploite la nanotechnologie pour des applications orthopédiques. Son produit phare est un matériau nanostructuré biomimétique breveté dont la composition est similaire à celle de l'os humain. Ce nouveau matériau novateur constitue la base de toute une série d'applications orthopédiques, notamment dans les domaines de la médecine sportive, de la traumatologie et de la colonne vertébrale. Il peut être utilisé dans les zones où l'os naturel est endommagé ou retiré, comme dans le traitement des fractures, ou en remplacement des allogreffes (os de donneur) et des dispositifs médicaux métalliques. Pour produire NanOss, le calcium et le phosphate sont manipulés au niveau moléculaire et assemblés pour produire des matériaux dotés de propriétés structurelles et fonctionnelles uniques, inédites dans d'autres matériaux à base de phosphate de calcium. NanOss est hautement ostéoconducteur et se remodèle avec le temps en os humain, avec des applications dans les marchés de la médecine sportive, de la traumatologie, de la colonne vertébrale et de l'orthopédie générale. L'entreprise a également mis au point le NanOss injectable - un os endothermique et porteur - et des revêtements bioactifs programmables avec des nanosurfaces.[8,52]

CHAPITRE 10

IMPLANTS DENTAIRES ET NANOTECHNOLOGIES

Les implants dentaires conventionnels ont une durée de vie limitée en raison de leur défaillance. De toute évidence, cette durée de vie des implants n'est pas suffisante, en particulier pour les jeunes patients qui sont confrontés à des opérations de révision fréquentes, compliquées et coûteuses. Par conséquent, l'extension de la durée de vie jusqu'à plusieurs décennies permettrait d'éliminer les souffrances considérables des patients et de réduire les coûts des soins de santé. Le taux d'échec peut être réduit si le matériau de l'implant stimule la formation rapide de nouvel os ou si l'implant est fermement fixé dans l'os adjacent (ostéo-intégration).

L'os est un matériau biocomposite dont les principaux constituants sont un mélange minéral complexe (60-70% en poids) de calcium et de phosphate sous forme d'hydroxyapatite, des protéines (20-30%) avec principalement des fibrilles de collagène de type I, et de l'eau (10%). Les dimensions des constituants minéraux et organiques sont de l'ordre du nanomètre. L'hydroxyapatite a un diamètre de 2-5 nm et une longueur de ~50 nm, et le module de Young est estimé à 110 GPa. L'analyse de diffraction des rayons X a montré une structure identique à celle de l'hydroxyapatite synthétique ($Ca_{10} (PO_4)_6 (OH)_2$) qui est souvent utilisée comme matériau de revêtement céramique bioactif sur les implants en titane et en cobalt-chrome. Cependant, l'analyse chimique indique la présence d'impuretés telles que des ions carbonate, citrate, sodium, magnésium, fluorure et autres. Les fibrilles de collagène sont composées de trois fibres de collagène identiques qui sont tissées en triple hélice pour former un cylindre de ~80-300 nm x 1,5 nm. De toute évidence, les cellules osseuses sont habituées à interagir avec des matériaux nanostructurés, c'est-à-dire des matériaux dont la taille des grains est <100 nm dans au moins une dimension. On suppose que les matériaux nanostructurés sont très biocompatibles. Les ingénieurs et les scientifiques recherchent en permanence de nouveaux matériaux et de nouvelles conceptions pour les implants orthopédiques/dentaires, souvent inspirés de matériaux à structure micrométrique. Cependant, les recherches actuelles sur les nanomatériaux en orthopédie sont intrigantes car les nanomatériaux peuvent être fabriqués à des tailles similaires à celles des constituants osseux, et les nanomatériaux peuvent émuler la nature fibreuse des constituants osseux. En outre, la modification de la surface des matériaux est un outil essentiel pour améliorer les performances des implants orthopédiques. Il a été démontré que les revêtements de diamant nanostructurés présentent une bonne adhérence aux alliages de titane (Ti-6A1-4V) et une faible adhérence aux substrats en chrome-cobalt et en acier. Les caractéristiques de dureté ultra-haute, de ténacité améliorée, de faible friction, de bonne adhérence aux alliages de titane et de biocompatibilité sont prometteuses. La durée de vie des implants orthopédiques pourrait être portée à plus de 40 ans. Les revêtements d'hydroxyapatite sont plus acceptés en dentisterie qu'en orthopédie, mais le potentiel dans les deux domaines est élevé. L'hydroxyapatite favorise la formation d'os autour de l'implant, augmente les fonctions des ostéoblastes (cellules formant l'os) telles que l'adhésion, la prolifération et la minéralisation. Cependant, il est peu probable que l'hydroxyapatite synthétique en vrac soit utilisée comme implant porteur, car la résistance à la fracture (~1,0 MPa.m1/2) et la résistance à la flexion (<140 MPa) sont faibles. Des recherches supplémentaires sont nécessaires pour déterminer les performances in vivo à long terme.

Actuellement, Inframat. Inc. (Farmington, Connecticut, États-Unis) et Spire Biomedical, Inc. (Bedford, Massachusetts, États-Unis) développent des implants orthopédiques et dentaires utilisant des revêtements d'hydroxyapatite nanostructurés. Inframat développe la prochaine génération de revêtements d'hydroxyapatite nanostructurés pour les prothèses de hanche, de genou et dentaires en utilisant une technique de dépôt électrophorétique à température ambiante. Les implants de genou et les implants dentaires nécessitent des revêtements à haute résistance d'adhésion pour supporter les charges d'impact plus importantes et les contraintes plus élevées qui y sont liées que les prothèses de hanche. Spire Biomedical développe une nouvelle famille de revêtements nanophasés "intelligents" (c'est-à-dire dont la taille des grains est inférieure à 100 nm dans au moins une direction) qui amélioreront l'intégration osseuse et favoriseront une meilleure fixation du dispositif. Bien que les revêtements d'hydroxyapatite soient désormais largement utilisés pour favoriser la fixation et la stabilité des dispositifs, ils peuvent entraîner la formation de tissus mous indésirables, ainsi que la croissance de tissus durs souhaitables. Les revêtements d'hydroxyapatite nanophasés de Spire sont modifiés pour encourager sélectivement la croissance des tissus durs sur les implants tout en décourageant la formation de tissus mous qui peuvent entraîner des performances non optimales. Les revêtements métallo-céramiques nanostructurés en sont encore aux premiers stades du développement et des essais in vitro.[49,69,70,73]

Revêtements céramiques nanoporeux pour implants

Une autre approche pour améliorer les propriétés des implants est l'anodisation de l'aluminium. L'anodisation est largement utilisée pour produire des pièces en aluminium résistant à la corrosion (Thompson, 1997). Elle a pour effet de recouvrir l'aluminium métallique d'une couche superficielle fortement adhérente composée principalement d'alumine céramique (Al2O3). Cette technique a été utilisée pour créer une couche d'alumine nanoporeuse sur un implant en alliage de titane. Les pores de la couche sont grossièrement cylindriques et parallèles les uns aux autres, perpendiculaires à la surface de la couche. À la base de chaque nanopore se trouve une fine couche d'oxyde qui sépare le pore de l'aluminium métallique sous-jacent.

La réponse des cellules ostéoblastes humaines in vitro a montré une adhésion, une morphologie et une prolifération normales des ostéoblastes, ce qui indique que les revêtements d'alumine nanoporeuse pourraient améliorer la conception des implants. Il convient de noter que l'alumine nanoporeuse peut être rendue bioactive en chargeant la structure poreuse avec des agents bioactifs appropriés, ce qui améliore la réponse cellulaire et facilite l'activité ostéoinductive.

Nouveaux nanomatériaux pour les revêtements d'implants

Le titane et les alliages de titane ont été utilisés avec succès comme implants dentaires car ces matériaux s'ostéo-intègrent, c'est-à-dire qu'ils se lient directement, chimiquement ou physiquement, à la surface de l'os adjacent sans former d'interface tissulaire fibreuse. Pour optimiser la croissance osseuse, des traitements de surface ont été appliqués, tels que la rugosité de la surface par sablage, la formation d'un revêtement d'hydroxyapatite de dioxyde de titane ou d'oxyde de titane et, récemment, de nouveaux nanomatériaux tels que les nanotubes à rosette hélicoïdale et les nanotubes d'oxyde de titane. Les nanotubes à rosette hélicoïdale sont une nouvelle classe de nanomatériaux organiques comportant deux composants de base de l'ADN, à savoir la guanine et la cytosine (Fenniri et al., 2001). Les résultats de cette étude ont montré que les nanotubes à rosette hélicoïdale fonctionnalisés améliorent la fonction des ostéoblastes et pourraient améliorer la prochaine génération d'implants orthopédiques.

Modification de la rugosité de surface des implants

Une autre façon d'améliorer les performances des implants dentaires peut être obtenue en modifiant la rugosité de la surface, plus précisément en créant une rugosité à l'échelle nanométrique. Les réponses cellulaires pourraient être déclenchées par des changements de la rugosité de surface, c'est-à-dire dans la direction horizontale et verticale, dans le domaine nanométrique (<100 nm) plutôt qu'à l'échelle submicronique (>100 nm). Une augmentation de la fonction ostéoblastique in vitro et de la réponse ostéoclastique (cellules de résorption osseuse) a été corrélée à une rugosité de surface nanométrique (allant de ~20 à 300 nm) pour l'alumine nanophase et l'acide poly-lactique-co-glycolique (PLGA) coulé de nanofibres de carbone. Des recherches supplémentaires sont nécessaires pour déterminer les paramètres topographiques optimaux affectant un large éventail de fonctions cellulaires.

Les performances des lames chirurgicales peuvent être considérablement améliorées lorsque le métal dur micro-structuré est recouvert de diamant et traité. Les principaux avantages des nanocouches de diamant dans cette application sont une faible adhérence physique aux matériaux ou aux tissus et une inertie chimique/biologique. En outre, le diamant a un faible coefficient de friction, ce qui réduit la force de pénétration nécessaire.

Bons soins à domicile

Le dentifrice ou le bain de bouche contiendrait des nanorobots ou des dentifrobots qui pourraient patrouiller dans toute la bouche, détruisant toutes les bactéries pathogènes tout en laissant les bactéries inoffensives.

Les Dentifrobots nettoieraient tout le tartre et les organismes nuisibles. Cela permettra de prévenir les caries et les maladies gingivales.

Pour la première fois, les scientifiques ont également isolé des cellules souches post-natales humaines directement à partir du ligament parodontal, une cible commune des maladies gingivales et parodontales avancées.

Le nouveau développement a un plus grand potentiel pour être un traitement pour la maladie gingivale qui est largement répandue parmi les gens.

Le Dr Shi, du National Institute of Dental and craniofacial research, a déclaré : "En théorie, les gens pourraient un jour conserver ou mettre en banque ces cellules souches lors de l'extraction de leurs dents de sagesse et les utiliser plus tard dans leur vie pour un traitement régénérateur des maladies gingivales avancées".[91]

CHAPITRE 11

CES NANOROBOTS SONT-ILS SÛRS ?

Les nanorobots non pyrogènes utilisés in vivo sont le téflon en vrac, la poudre de carbone et le saphir monocristallin. Les nanorobots pyrogènes sont l'alumine, la silice et des éléments traces comme le cuivre et le zinc. Si la pyrogénicité inhérente à la surface des nanodispositifs ne peut être évitée, la voie pyrogène est contrôlée par des nanorobots médicaux in vivo. Les nanorobots peuvent libérer des inhibiteurs, des antagonistes ou des régulateurs de la voie pyrogène de manière ciblée pour absorber sélectivement les pyrogènes endogènes, les modifier chimiquement, puis les libérer dans l'organisme sous une forme inactivée inoffensive.[92]

LES DÉFIS DE LA NANODENTISTERIE

- Positionnement et assemblage précis de pièces à l'échelle moléculaire.

- Technique économique de production de masse de nanorobots.

- Biocompatibilité

- Coordination simultanée des activités d'un grand nombre de personnes indépendantes à l'échelle du micron.

des robots.

- Effet nanotoxique

- Des grappes de nanorobots peuvent être formées à l'intérieur du corps.

- Le coût d'installation est assez élevé.

- Questions sociales d'acceptation par le public, d'éthique, de réglementation et de sécurité humaine.[8,93]

RECHERCHE EN NANOTECHNOLOGIE

L'éventail des projets de recherche en nanotechnologie en cours aujourd'hui est énorme. On peut affirmer sans risque de se tromper qu'avec l'afflux récent de fonds et d'attention, il n'y a pas un seul domaine scientifique qui ne soit pas entré dans le jeu. Les domaines de base comme la physique, la chimie, le génie électrique, la biologie moléculaire et l'informatique sont les mieux placés pour mener des recherches, mais d'autres comme la science des matériaux, le génie chimique, le génie environnemental, la bio-ingénierie, la recherche médicale, l'optique et la photonique possèdent tous des connaissances qui contribuent à l'essor des nanotechnologies et surtout à leur réalisation pratique.[94]

Problèmes de la recherche en nanotechnologie en Inde

- Des décisions stratégiques douloureusement lentes
- Financement sous-optimal
- Manque d'engagement des entreprises privées
- Problème de rétention de la main-d'œuvre qualifiée.[93]

L'AVENIR DES NANOTECHNOLOGIES

Il est prévu que les nanotechnologies modifient les soins de santé de manière fondamentale :

- nouvelles méthodes pour le diagnostic et la prévention des maladies
- sélection thérapeutique adaptée au profil du patient
- l'administration de médicaments et la thérapie génique[93]

Recommandations de la Direction générale Santé et protection des consommateurs de la Commission européenne

1. Développer une nouvelle nomenclature pour les nanomatériaux.

2. Attribuer un nouveau numéro de registre du Chemical Abstracts Service (CASRN) aux nouvelles nanoparticules.

3. Faire progresser la science en recueillant des données et en effectuant des analyses sur les nouvelles nanoparticules.

4. Développer de nouveaux instruments de mesure.

5. Élaborer des méthodes normalisées d'évaluation des risques.

6. Promouvoir les meilleures pratiques en matière d'évaluation des risques.

7. Créer des institutions chargées de surveiller le développement des nanotechnologies.

8. Établir un dialogue avec le public et l'industrie.

9. Élaborer des directives et des normes pour la production, la manipulation, la commercialisation et les risques.

10. Évaluation des nanomatériaux.

11. Réexaminer les règlements existants et les modifier, le cas échéant, pour refléter les spécificités des nanotechnologies.

12. Maximiser le confinement des nanoparticules libres existantes

13. s'efforcer d'éliminer ou de minimiser la libération de nanoparticules dans l'environnement lorsque cela est possible.

Les dix principales applications des nanotechnologies et les objectifs du millénaire pour le développement des Nations unies (OMD)

Ranking (Score)	Applications of Nanotechnology	Examples	Comparison with the MDGs
1 (766)[a]	Energy storage, production, and conversion	Novel hydrogen storage systems based on carbon nanotubes and other lightweight nanomaterials Photovoltaic cells and organic light-emitting devices based on quantum dots Carbon nanotubes in composite film coatings for solar cells Nanocatalysts for hydrogen generation Hybrid protein-polymer biomimetic membranes	VII
2 (706)	Agricultural productivity enhancement	Nanoporous zeolites for slow-release and efficient dosage of water and fertilizers for plants, and of nutrients and drugs for livestock Nanocapsules for herbicide delivery Nanosensors for soil quality and for plant health monitoring Nanomagnets for removal of soil contaminants	I, IV, V, VII
3 (682)	Water treatment and remediation	Nanomembranes for water purification, desalination, and detoxification Nanosensors for the detection of contaminants and pathogens Nanoporous zeolites, nanoporous polymers, and attapulgite clays for water purification Magnetic nanoparticles for water treatment and remediation TiO_2 nanoparticles for the catalytic degradation of water pollutants	I, IV, V, VII
4 (606)	Disease diagnosis and screening	Nanoliter systems (Lab-on-a-chip) Nanosensor arrays based on carbon nanotubes Quantum dots for disease diagnosis Magnetic nanoparticles as nanosensors Antibody-dendrimer conjugates for diagnosis of HIV-1 and cancer Nanowire and nanobelt nanosensors for disease diagnosis Nanoparticles as medical image enhancers	IV, V, VI
5 (558)	Drug delivery systems	Nanocapsules, liposomes, dendrimers, buckyballs, nanobiomagnets, and attapulgite clays for slow and sustained drug release systems	IV, V, VI
6 (472)	Food processing and storage	Nanocomposites for plastic film coatings used in food packaging Antimicrobial nanoemulsions for applications in decontamination of food equipment, packaging, or food Nanotechnology-based antigen detecting biosensors for identification of pathogen contamination	I, IV, V
7 (410)	Air pollution and remediation	TiO_2 nanoparticle-based photocatalytic degradation of air pollutants in self-cleaning systems Nanocatalysts for more efficient, cheaper, and better-controlled catalytic converters Nanosensors for detection of toxic materials and leaks Gas separation nanodevices	IV, V, VII
8 (366)	Construction	Nanomolecular structures to make asphalt and concrete more robust to water seepage Heat-resistant nanomaterials to block ultraviolet and infrared radiation Nanomaterials for cheaper and durable housing, surfaces, coatings, glues, concrete, and heat and light exclusion Self-cleaning surfaces (e.g., windows, mirrors, toilets) with bioactive coatings	VII
9 (321)	Health monitoring	Nanotubes and nanoparticles for glucose, CO_2, and cholesterol sensors and for in-situ monitoring of homeostasis	IV, V, VI
10 (258)	Vector and pest detection and control	Nanosensors for pest detection Nanoparticles for new pesticides, insecticides, and insect repellents	IV, V, VI

[a] The maximum total score an application could receive was 819.

DOI: 10.1371/journal.pmed.0020097.t001

Aspects internationaux de la nanotechnologie

La recherche sur les nanotechnologies est en cours, tant dans les pays développés que dans les pays en développement du monde entier, mais le niveau de financement et d'investissement, l'accès aux infrastructures et aux matériaux scientifiques et techniques, et la coopération entre les secteurs varient considérablement. Comme pour les avancées scientifiques et technologiques précédentes, les pays en développement risquent d'être distancés par une "fracture de la connaissance" s'ils ne trouvent pas les moyens de participer sur un pied d'égalité avec les autres pays. Mais il est de plus en plus évident que la nature de ce fossé sera différente aujourd'hui de ce qu'elle aurait pu être il y a 15 ans. Les chercheurs sont beaucoup plus susceptibles d'avoir un accès facile aux publications via l'internet, et avec l'évolution de la situation économique de la Chine, du Brésil et de l'Inde, les chercheurs des États-Unis et de l'UE sont beaucoup plus susceptibles de voyager, d'interagir et de collaborer avec des scientifiques de ces pays. En conséquence, les nanotechnologies sont appelées à devenir un projet scientifique beaucoup plus international que, par exemple, la recherche en biotechnologie dans les années 1980 et 1990. Il est possible que des intérêts nationaux différents s'affrontent, mais il est clair que la nature de la "fracture de la connaissance" sera différente.[94]

LES RISQUES POTENTIELS DES NANOTECHNOLOGIES

Les risques potentiels des nanotechnologies peuvent être regroupés en trois grandes catégories :

- Le risque pour la santé et l'environnement des nanoparticules et des nanomatériaux,
- Le risque posé par la fabrication moléculaire (ou nanotechnologie avancée) :
- Risques sociétaux.

La nanoéthique concerne les questions éthiques et sociales liées aux développements des nanotechnologies, une science qui englobe plusieurs domaines des sciences et de l'ingénierie, notamment la biologie, la chimie, l'informatique et la science des matériaux. La nanotechnologie fait référence à la manipulation de la matière à très petite échelle - un nanomètre est un milliardième de mètre, et la nanotechnologie est généralement utilisée pour désigner le travail sur la matière à 100 nanomètres et moins.

Les risques sociaux liés au développement des nanotechnologies incluent la possibilité d'applications militaires des nanotechnologies (telles que les implants et autres moyens d'amélioration des soldats) ainsi que l'amélioration des capacités de surveillance grâce aux nanocapteurs. Toutefois, ces applications relèvent encore de la science-fiction et ne seront pas possibles dans les prochaines décennies. D'importants problèmes d'environnement, de santé et de sécurité pourraient survenir avec le développement des nanotechnologies, car certains effets négatifs des nanoparticules dans notre environnement pourraient être négligés. Parmi ces questions, citons les problèmes potentiels de sécurité et de santé au travail pour les personnes impliquées dans la fabrication des nanotechnologies.

Cependant, la nature elle-même crée toutes sortes de nano-objets, de sorte que les dangers probables ne sont pas dus à la seule échelle nanométrique, mais au fait que les matériaux toxiques deviennent plus nocifs lorsqu'ils sont ingérés ou inhalés sous forme de nanoparticules.[90,95]

RÉSUMÉ ET CONCLUSION

Les nanotechnologies sont à la croisée des chemins. L'émergence d'un consensus concernant l'orientation, la sécurité, l'opportunité et le financement des nanotechnologies dépendra de la manière dont elles seront définies et des personnes qui en feront partie. On peut affirmer sans risque de se tromper que, dans la mesure où notre monde dépend de plus en plus de la science et de la technologie, et où la sensibilisation du public aux dangers et aux possibilités ne cesse de croître, l'implication de toutes sortes de participants se déplacera davantage "en amont", au cœur même du travail scientifique.

Bien que la réalisation de l'objectif de régénération complète des tissus parodontaux (cément, ligament parodontal et os) pour la gestion des maladies parodontales ne soit pas possible avant de nombreuses années, les développements récents dans le domaine des nanomatériaux et des nanotechnologies ont fourni un aperçu prometteur des applications commerciales des nanomatériaux dans la gestion des maladies parodontales. Un grand nombre de scientifiques spécialisés dans les matériaux ont consacré leurs efforts au développement de nouveaux nanomatériaux ; cependant, il est nécessaire qu'ils collaborent plus étroitement avec les dentistes et les scientifiques dentaires. Alors que les travaux actuels se concentrent sur le développement récent, en particulier des nanoparticules et des nanotubes pour la gestion parodontale, les matériaux développés à partir de ceux-ci, tels que les nanosphères creuses, les structures core-shell, les nanocomposites, les matériaux nanoporeux et les nanomembranes, joueront un rôle croissant dans le développement de matériaux pour l'industrie dentaire.

Il est possible d'améliorer des propriétés importantes des matériaux de restauration dentaire en utilisant la nanotechnologie. Des matériaux hybrides inorganiques et organiques peuvent être utilisés comme matrice monomère pour les restaurations dentaires afin de diminuer leur retrait de polymérisation et d'améliorer leur résistance à l'usure et leur biocompatibilité. Des hybrides aux propriétés sur mesure sont disponibles par traitement sol-gel de trialcoxysilanes hydrolytiquement condensables et organiquement modifiés, qui contiennent des groupes méthacrylate polymérisables par radicaux libres ou des groupes cycliques capables de polymériser par ouverture de cycle.

Bien que de nombreuses études aient été publiées sur les matériaux nanocomposites et nanoporeux, il sera de plus en plus important de développer spécifiquement des nanomatériaux pour la gestion des maladies parodontales. Cette tendance devrait s'accentuer à l'avenir, à mesure que de plus en plus de nanotechnologies seront explorées commercialement.

Les nanotechnologies offrent un grand potentiel d'avantages pour l'humanité, mais présentent également de graves dangers. S'il convient d'examiner attentivement les risques et la toxicité éventuelle des nanoparticules et autres produits issus de la technologie à l'échelle nanométrique, les plus grands dangers sont posés par une utilisation malveillante ou imprudente de la fabrication moléculaire.

BIBILIOGRAPHIE

1.   Neha Yadav, Probal Soud, Rani Yadav, Mohsin Khan, Krishna Kant. Rôle de la nanotechnologie dans l'avancement de la parodontologie. Journal des sciences dentaires et médicales, volume 16, numéro 8 août 2017 38-41.

2.   Shilpa S. Sasalawad, Sathyajith N. Naik, K. K. Shashibhushan, P. Poornima, Shivayogi M. Hugar, N. M. Roshan. Nanodentisterie : La prochaine grande chose est petite. Journal international des revues dentaires et médicales contemporaines,vol. 2014.

3.   Shiva Manjunath R.G., Anju Rana. La nanotechnologie dans la prise en charge parodontale. Journal of Advanced Oral Research, janvier-avril 2015, vol. 6 n° 1.

4.   Shane A. Catledge, Marc D. Fries, Yogesh K. Vohra, William R. Lacefield, Jack E. Lemons, Shanna Woodard et Ramakrishna Venugopalan. Nanostructured Ceramics for Biomedical Implants. Journal of Nanoscience and Nanotechnology, 2002, Vol. 2, No. ¾, 293-312.

5.   Binu NS, Varghese NO. Nanodreams in dentistry - A step ahead the future ! J Ind Dent Assoc 2002;173:299-303.

6.   http://en-wikipedia.org/wiki/nanotechnology

7.   JE Hulla, SC Sahu et AW Hayes. Les nanotechnologies : histoire et avenir. Toxicologie humaine et expérimentale 2015, vol. 34(12) 1318-1321.

8.   Saravana Kumar R , 2 Vijayalakshmi R. Nanotechnology in dentistry. Ind J Dent Res 17(2) : 62-65, 2006.

9.   Ramandeep Singh Gambhir, G. M. Sogi, Ashutosh Nirola, Rajdeep Brar, Tegbir Sekhon, Heena Kakar. La nanotechnologie en dentisterie : Current achievements and prospects. Journal of Orofacial Sciences Vol.5:9-14.

10. Carr DW, Craighead HG. Fabrication de systèmes nanoélectromécaniques dans le silicium monocristallin à l'aide de substrats de silicium sur isolant et de la lithographie par faisceau d'électrons. J Vac Sci Technol B 1997;15:2760-2765.

11. Jhaveri HM Balaji PR. Nanotechnologie : l'avenir de la dentisterie. J Indian Prosthodont Soc 2005;5:15-17.

12. Roco, M.C., Bainbridge, W.S., Tonn, B., et Whitesides, G. (2013) Converging Knowledge, Technology and Society : Beyond Nano-Bio-Info-Cognitive Technologies, Springer, disponible sur www.wtec.org/NBIC2-Report/.

13. Mitra N. Hegde, Darshana Devadiga, Santosh Uppoor. Nanotechnologie : Un saut dans la dentisterie futuriste. 2008;2(12):40-50.

14. CS Sindhura, Babu NC, Vinod. Unbounding the Future : La nanobiotechnologie dans la détection et le traitement du cancer de la bouche. J Adv Med Dent Scie 2013;1(2):66-77.

15. Mikkilineni M, Rao AS, Tummala M, Elkanti S. Nanodentisterie : Un nouveau buzz en dentisterie. Eur J Gen Dent 2013;2:109-13.

16. Anvitha Sharath Kumar et Lavanya R. Nanotechnology : A Changing Face in Modern Era. Recherches et revues : Journal of Dental Sciences 2013 Vol 1, Issue 2.

17. Vivek Kumar Sharma, Himanshu Trivedi, Afshan Bey, N. D. Gupta. NANOTECHNOLOGIE : L'ESSOR D'UNE NOUVELLE ÈRE EN PARODONTOLOGIE. Journal universitaire des sciences dentaires 2016 ; n° 2, volume 1.

18. Satyanarayana T, Rai R. Nanotechnologie : L'avenir. J Interdiscip Dentistry 2011;1:93-100.

19. Jurgen Altman. Limiter les utilisations militaires des nanotechnologies et des technologies convergentes. Security Dialogue 2004;35(1):61-79.

20. Abbot A, Cyranosti D. La nanotechnologie utilise des virus végétaux pour le développement de matériaux. Biologie : New Dimension. Nature 2006 ; 424 : 870-872.

21. http://en-wikipedia.org/wiki/nanobiotechnology

22.   Freitas RA Jr. La nanotechnologie en médecine : La recherche invente des lentilles de contact distribuant des médicaments pour le traitement des maladies oculaires. Nanomedicine Vol. 1, capacités de base, Georgetown, TX, Landes Biosciences 1999 : 345-350.

23.   James HT. Nanotechnologie et médecine. Un regard sur la médecine du futur. 2002;66 (1) : 53-54.

24.   Hari Singh Nawla, Thomas. Cancer nanotechnology, American Scientific Publishers, 2007:ISBN-1-58883-071-3.

25.   Lockman PR, Mumper RJ, Khan MA, Allen DD. Nanoparticle technology for drug delivery across the blood brain barrier. Drug Deevelopment Ind Pharmaceuticals 2002 ; 28 : 1-13.

26.   Dewdney AK. Nanotechnologie : où des ordinateurs moléculaires contrôlent de minuscules sous-marins circulatoires. Science Am 1988 ; 258 (1) : 100-103.

27.   Alexis F, Rhee J, Richie J, Radovic-Moreno, Langer R, Farokhzad O. New frontiers in nanotechnology for cancer treatment- Urologic Oncology. Seminars and Original Investigations 2009 ; 26 (1) : 74-78.

28.   Ryuichi Ideta, Funitaka Tasaka, Woo-Dong, Jang, Nobuhiro Nishiyama, Guo-Dong Zhang, Atsushi Harada. Nanotechnology based photodynamic therapy for neovascular disease using a supramolecular nanocarrier loaded with a dendritic photosensitizer. Nano Lett 2005 ; 5 (12) : 2426-2431.

29.   Reifman M. Dents de diamant. In : Crandall BC (ed). Nanotechnology : Molecular speculations on global abundance, Cambridge, Mass : MIT Press ; 1996 : 81-86.

30.   Hu, El Shaw DT. Synthèse et assemblage. In : Siegel RW, Hu El, Roco MC (eds). Nanoscience structure and technology, National Science and Technology Council, 1999.

31.   Reed MA, Tour JM. Computing with molecules. Sci Am 2000 ; 282 (6) : 86-93.

32.   Liu X, Fu L, Hong S, Dravid VP, Mirkin CA. Arrays of magnetic nanoparticles via "Dip Pen" nanolithography. Matériaux avancés 2002 ; 14 : 231-234.

33.   Muthukuma M,Ober CK, Thomas EL. Competing interactions and levels of ordering in self-organizing polymeric materials. Science 1998 ; 277 : 1225-1232.

34.   Neave JH, Joyce BA, Dobson PJ, Norton N. Applied Physics 1983 ; A31:1.

35.   Slavkin HC. L'entrée dans l'ère de la dentisterie moléculaire. JADA 1999 ; 130 (3) : 413-417.

36.   Mahmoud Nasrollahzadeh, S. Mohammad Sajadi, Mohaddeseh Sajjadi et Zahra Issaabadi. Une introduction à la nanotechnologie, chapitre 1.

37.   Rita Chandki, M. Kala, Kiran Kumar N, Biji Brigit, Priyank Banthia, Ruchi Banthia. La "nanodentisterie" : Explorer la beauté de la miniature. J Clin Exp Dent. 2012;4(2):e 119-24.

38.   Sumita B. Mitra. Nanoparticules pour les matériaux dentaires : Synthèse, analyse et applications. Chapitre 2

39.   Ishiyama K et al. Magnetic micromachines for medical applications. J Magn Mater 2002;242:1163-1165.

40.   Dufrene Y F. Towards nanomicrobiology using atomic force microscopy. Nat Rev Microbiology 2008;6:674-680.

41.   Gruveman et al. Imagerie haute résolution des protéines dans les dents humaines par microscopie à sonde à balayage. Biochem Biophys Res Commun 2007;352:142-146.

42.   Frietas RA Jr. Current status of nanomedicine and medical nanorobotics. J Comut Ther Nanosci 2005;2:1-25.

43.   Otilia MK, Rubinstein I. Role of nanotechnology in targeted drug delivery and imaging : a concise review. Nanomedicine : Nanotechnology, Biology and Medicine 2005;1:193-212.

44.   Manuela Tatiana Nistor et Alina Gabriela Rusu. Nanorobots avec des applications en médecine. Polymeric Nanomaterials in Therapeutics, 2019;123-149.

45.   Sujayita Mazumder, Gopa Roy Biswas et Sutapa Biswas Majee. Applications des nanorobots dans les techniques médicales. Internation Journal of Pharmaceutical Sciences ans Research, 2020 ; Vol. 11(7) : 3138-3147.

46.   Fahy GM. Applications médicales possibles des nanotechnologies. In : Crandall BC, Lewis J, eds. Nanotechnology : Research and prospectives. Cambridge 1992;251-267.

47.   Burcu Aslan, Bulent Ozpolat, Anil K. Sood et Gabriel Lopez-Berestein. Les nanotechnologies dans la thérapie du cancer. Journal of Drug Targeting, septembre 2013.

48.   Monica Lamberti, Silvia Zappavigna, Nicola Sannolo, Stefania Porto & Michele Caraglia. Avantages et risques des nanotechnologies chez les patients atteints de cancer et les travailleurs professionnellement exposés. Avis d'experts en matière de délivrance de médicaments, (2014) 11(7):1087-1101.

49.   Freitas R A. Nanotechnologie, nanomédecine et nanochirurgie. Int J Surgery 2005;3:1.

50.   V Sujatha, Malathi Suresh, S Mahalaxmi. Nanorobotique - Une approche futuriste. SRM university Journal of Dental Sciences 2010;1:86-89.

51.   Xuejun Wen. Applications de la nanotechnologie dans l'ingénierie tissulaire. Handbook of nanostructured biomaterials and their applications in nanobiotechnology : Volume 1:1-23.

52.   West JL, Halas NJ. Applications de la nanotechnologie à la biotechnologie. Curr Opin Biotechnol 2000;11(2):215-217.

53.   Anna Lyberopoulou, Efstathios P.Efstathopoulos, Maria Gazouli. Tests de diagnostic rapide basés sur les nanotechnologies, septembre 2016.

54.   Khalid KhalafAlharbiYazeed   A.Al-sheikh-sheikh. Rôle et implications du nanodiagnostic dans l'évolution des tendances du diagnostic clinique Saudi Journal of Biological Sciences Volume 21, Issue 2, Avril 2014, Pages 109-117.

55.   Wong DT. Diagnostic salivaire alimenté par les nanotechnologies, la protéomique et la génomique. J Am Dent Assoc 2006;137:313-321.

56.   Kumar SR, Vijayalakshmi R. Nanotechnologie en dentisterie. Indian Journal of Dental Research. 2006 ; 17(2) : 62-65.

57.   Kaehler T. Nanotechnologie : Basic concepts and definitions. Chimie clinique 1994 ; 40(9) : 1797-1799.

58.   Frank JM. Sélection de composites à base de nanotechnologies à l'aide d'une analyse colorimétrique et visuelle pour la restauration de la dentition antérieure : A case report. Journal of Esthetic and Restorative Dentistry 2004 ; 16(2) : 89-101.

59.   Katherine AD. Guzman Margaret RT, Jillian FB. Risques environnementaux des nanotechnologies : National nanotechnology initiative funding, 2000-2004. Environ Science Technology 2006 ; 40 : 1401-1407.

60.   Wu D, Holmes BN, Mitra SB, Kolb BU, Thompson W, Johnson NJ. Wear resistamce and mechanical properties of novel dental nanocomposities. J Dent Res 2002;81(numéro spécial A):A37.

61.   Moszner N, Klapdohr S. Nanotechnology for dental composites. Int J Nanotechnology 2004;1:130-156.

62.   Turssi PC, Ferracane LJ, Serra MC. Abrasive wear of resin composites as related to finishing and polishing procedures. Dent Mater 2005;21:641-648.

63.   Sano H Yoshiyama M. Comparative SEM and TEM observation of nanoleakage within the hybrid layer. Oper Dent 1995;20:160-167.

64.   Sano H, Takatsu T, Ciucchi B. Nanoleakage : fuite à l'intérieur de la couche hybride. Oper Dent 1995;20:18-25.

65.   Chen MH, Chen CR. Nanocomposite durcissable à faible retrait pour matériau de restauration dentaire. Dent Mater 2006;22:138-145.

66.   Sano H. Microtensile testing, nanoleakage and biodegradation of resin dentine bonds. J Dent Res 2006;85(1):11-14.

67.   Mitra SB, Wu D, Holmes BN. Une application de la nanotechnologie dans les matériaux dentaires avancés. J Am Dent Assoc 2003;134:1382-1390.

68.   Yap AUJ, Yap SH, Teo CK, Ng JJ. Comparaison de l'état de surface de nouveaux matériaux de restauration esthétique. Oper Dent 2004;29(1):100-104.

69.   Schleyer T L. Nanodentistry : réalité ou fiction ? J Am Dent Assoc 2000;131 : No.11:1567-1568.

70.   Freitas R A. Nanodentisterie. J Am Dent Assoc 2000;131:1559-1566.

71.   Sims MR. Brackets, epitopes and flash memory cards : a futuristic view of clinical orthodontics. Aust Orthod J 1999;15(5):260-268.

72.   Young CS, Terada S, Vacanti JP, Honda M, Barlett JD, Yelick PC. Ingénierie tissulaire de structures dentaires complexes sur des échafaudages en polymère biodégradable. Journal of Dental Research 2002 ; 81 : 695-700.

73.   Ling xue kong, Zheng peng, Si-dong li &P. Mark bartold. La nanotechnologie et son rôle dans la gestion des maladies parodontales. Periodontal 2000 2006;40:184-196.

74.   Hari Singh Nawla. Encyclopédie des nanosciences et des nanotechnologies (ensemble de 10 volumes), 2004 : American Scientific Publishers.

75.   Drexler KE. Nanosystems, molecular machinery, manufacturing and computation, New York, John Wiley and Sons, 1992:990.

76.   Whitesides GM, Grzybowski B. Self - assembly at all scales. Science 2002;295:2418-2421.

77.   Mehregany M, Tai Y-C. Micro-usinage de surface et micromoteurs. Journal of Micromechanical and Microengineering 1991;1:73-85.

78.   Stupp SI, LeBonheur V, Walker K, Li LS, Huggins KE, Keser M, A mstutz A. Supramolecular materials : self - organised nanostructures. Science 1997;276:384-389.

79.   Hwang JJ, Iyer SN, Li LS, Claussen R, Harrington DA, Stupp SI. Self-assembly biomaterials : liquid crystal phases of cholesteryl oligo (L- lactic acid) and their interactions with cells. Proc Natl Acad Sci U S A 2002;99:9662-9667.

80.   Fogg DE, Radzilowski LH, Dabbousi BO, Schrock RR, Thomas EL, Bawendi MG. Fabrication de composites polymères à points quantiques : nanoclusters semi-conducteurs dans

des matrices polymères à double fonction avec des propriétés de transport d'électrons et de passivation des clusters. Macromolecules 1997;30:8433-8439.

81.   Chen GC, Kuo CY, Lu SY. A general process for preparation of core shell particles of complete and smooth shells. J Am Ceram Soc 2005;88:277-283.

82.   Shchukin DG, Sukhorukov GB. Synthèse de nanoparticules dans des réacteurs organiques à l'échelle nanométrique. Adv Mater 2004;16:671-682.

83.   Emmanuel PG. Composite polymère-silicate stratifié. Advanced Materials 1996;8(1):29-35.

84.   Du C, Falini G, Fermani S, Abbott C, Moradian- Oldak J. Assemblage supramoléculaire de nanosphères d'amélogène en microrubans biréfringents. Science 2005;307:1450-1454.

85.   De Heer WA, Poncgaral P, Berger C, Gezo J, Song ZM, Bettini J, Ugarte D. Liquid carbon, carbon glass beads and the crystallization of carbon nanotubes. Science 2005;307:907-910.

86.   Chen HF, Clarkson BH, Sun K, Mansfield JF. Auto-assemblage de nanorods synthétiques d'hydroxyapatite dans une structure semblable à un prisme d'émail. J Colloid Interf Sci 2005;288:97-103.

87.   Kohli P, Martin C. Smart nanotubes for biomedical and biotechnological applications. Drug News Perspect 2003;16:566-573.

88.   Pinon - Segundo E, Ganem - Quintanar A, Alonso - Perez V, Quintanar - Guerrero D. Préparation et caractérisation de nanoparticules de triclosan pour le traitement parodontal. Int J Pharm 2005;294:217-232.

89.   Bayne SC. Biomatériaux dentaires : Où en sommes-nous et où allons-nous ? J Dent educ 2005;69:571-585.

90.   Giovanna Orsini et al. Essai contrôlé randomisé en double aveugle comparant l'efficacité désensibilisante d'une nouvelle dentrifice contenant des nanocristaux de

carbonate/hydroxyapatite et d'une dentrifice à base de fluorure de sodium/nitrate de potassium. J Clin Periodontol 2010;37:510-517.

91.   Titus LS. Nanotechnologie : réalité ou fiction ? La transcription contre la force appliquée. Science 1995 ; 270 : 1653-1657.

92.   Joy B. Pourquoi l'avenir n'a pas besoin de nous. 2000 ; 804-810.

93.   Rudra Pratap. Engager les entreprises privées dans la recherche en nanotechnologie en Inde : ICS, Trieste, 2005 Febuary : 675-680.

94.   Dr. Christopher : L'éthique et la politique des nanotechnologies - Organisation des Nations Unies pour l'éducation, la science et la culture (UNESCO).

95.   Feynman R P. Il y a beaucoup de place au fond. Eng Sci Feb 1966;23:22-26.

96.   Gabriel AS. Introduction à la nanotechnologie et à ses applications en médecine. Surgical Neurology 2004 ; 61 : 216-220.

97.   Stupp SI, Braum PV. Applications commerciales de la nanotechnologie en médecine et en santé. Science 1997 ; 277 : 1242-1248.

98.   Laxman Singh Kaira & Richa Singh. Nanotechnologie : la nouvelle ère de la technologie. NITTE University Journal of Health Sciences, vol. 2, n° 4, décembre 2012.

99.   Vaishali S, Nashra Kareem. La nanotechnologie en parodontologie : A Review. Journal of Research in Medical and Dental Science 2021, Volume 9, Issue 1, Page No : 339-344.

100.   Smriti Balaji, Priyalochana Gajendran. Les nanomatériaux dans l'ingénierie tissulaire parodontale. Journal international de revue et de recherche en sciences pharmaceutiques, 45(2), juillet - août 2017 ; article n° 39, pages : 215-220.

101.   Parvathi Thenappan, R.Vijayalakshmi, Jaideep Mahendra, T. Ramakrishnan, C.Burnice Nalina Kumari. La nanotechnologie en parodontologie : An Overview. Medico-legal Update, octobre-décembre 2020, vol. 20, n° 4, page n° : 2272-2277.

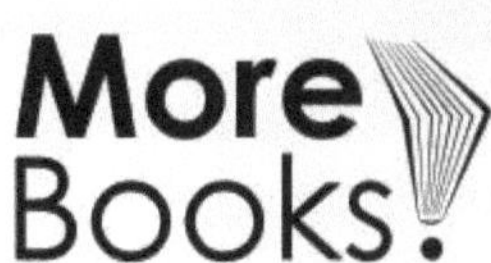

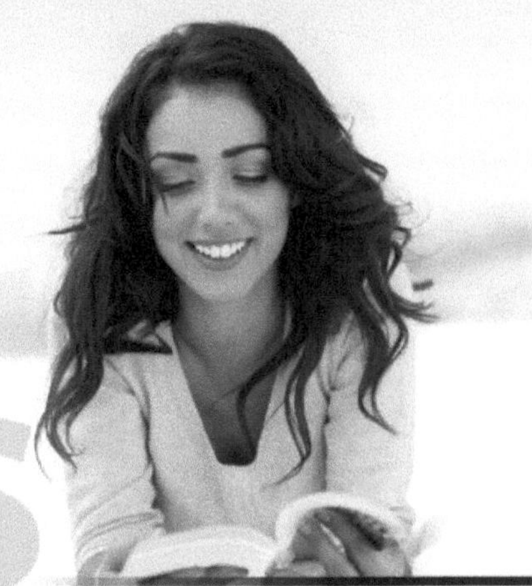

yes
I want morebooks!

Buy your books fast and straightforward online - at one of world's fastest growing online book stores! Environmentally sound due to Print-on-Demand technologies.

Buy your books online at
www.morebooks.shop

Achetez vos livres en ligne, vite et bien, sur l'une des librairies en ligne les plus performantes au monde!
En protégeant nos ressources et notre environnement grâce à l'impression à la demande.

La librairie en ligne pour acheter plus vite
www.morebooks.shop

KS OmniScriptum Publishing
Brivibas gatve 197
LV-1039 Riga, Latvia
Telefax: +371 686 204 55

info@omniscriptum.com
www.omniscriptum.com

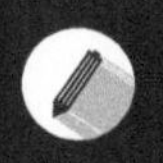

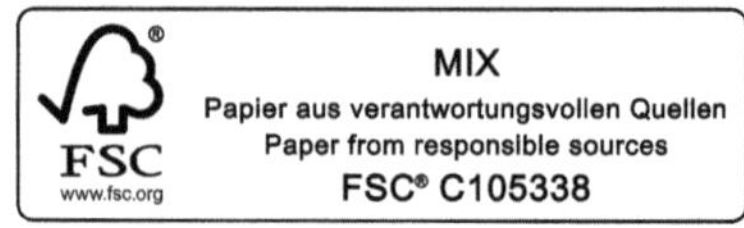

Printed by Books on Demand GmbH, Norderstedt / Germany